Wichtiger Hinweis

Das Autogene Training für Kinder ist eine Methode zur Förderung
und Stärkung der natürlichen Anlagen und der geistig-seelischen
Begabungen psychisch gesunder Kinder. Sie lernen, in der konzentriert herbeigeführten tiefen Entspannung mit Hilfe bewußt
erzeugter Vorsätze oder Vorstellungsbilder Probleme ihres Alltags
zu meistern und sogar seelisch bedingte körperliche Störungen
zu lindern und zu beseitigen.

Jeder Leser ist aufgefordert, in eigener Verantwortung zu entscheiden, ob und inwieweit die Empfehlungen des Autors und die von
ihm eigens für Kinder ausgewählten Übungen einen positiven
Beitrag zur Förderung des ihm anvertrauten Kindes leisten können.
Das Autogene Training darf nicht dazu dienen, einem Kind
Leistungen abzuverlangen, die seinen Neigungen und seinem Entwicklungsstand widersprechen.

Das Autogene Training ist nicht geeignet als Therapie bei psychischen und physischen Störungen. Verhaltensauffällige oder
verhaltensgestörte Kinder gehören unbedingt in die fachliche
Betreuung eines Arztes oder Therapeuten.

Worte an die Eltern

»Schicksal, das wußte er jetzt, kam nicht von irgendwoher,
es wuchs im eigenen Inneren.« Hermann Hesse

Dieses Buch ist ein praktischer Ratgeber, der Ihnen in leicht ver-
ständlichen Anleitungen vermittelt, wie Sie mit ihren Kindern das
Autogene Training nach dem Arzt Johann Heinrich Schultz
(1884–1970) lernen und üben können. Es ist zugleich ein Übungs-
buch, das einen Weg aufzeigt, wie Kinder sich am Autogenen
Training erfreuen und so die konzentrative Selbstentspannung
erlernen können.

Meiner Erfahrung nach ist für Kinder vor dem sechsten bis siebten
Lebensjahr das Autogene Training nach Schultz wenig geeignet.
Sie bewegen sich lieber, als daß sie still in ihr eigenes Inneres
blicken wollen, und würden die Übungen nur langweilig finden.
Jugendliche etwa vom dreizehnten Lebensjahr an können das
Autogene Training auch selbständig mit Hilfe dieses Buches erler-
nen, ohne daß sie eine Anleitung durch ihre Eltern bekommen.
Das begleitende Gespräch mit den Eltern über die Erfahrungen
mit dem Autogenen Training und dem Übungsverlauf ist jedoch
meistens erwünscht.

Unsere Zeit fordert uns alle mehr und mehr. Wachsendes Chaos
und ein Überangebot an Bildern dringen über Fernsehen, Videos
und Computerspiele bis in unseren häuslichen Bereich. Dazu kommen Streßfaktoren wie Konsumdenken, Karrierestreben und Lei-
stungsdruck, denen wir alle unterliegen, und die in starkem Maße
auch familienfeindlich wirken. Diese von uns Erwachsenen erlebten Herausforderungen setzen auch unsere Kinder ständig unter
Druck. Schulprobleme, Schlafstörungen, irrationale Ängste bis hin
zu gesundheitlichen Beeinträchtigungen können Folgen dieser
starken negativen Beeinflussung sein.

Eine kindgerechte geistige, seelische und körperliche Entwicklung
aber bedarf natürlicher Freiräume. Es liegt an uns, unseren Kindern
diese Freiräume zu schaffen, ihnen Zeit und Ruhe zu gönnen.
Nur dann können sie ihre Fähigkeit, sich auf die eigenen inneren
Bilder, ihre eigenen Ordnungsstrukturen zu besinnen, bewahren,
statt sich fremdbestimmte Bilder anzueignen.

Ordnungsstrukturen, die bereits im kindlichen Denken angelegt sind, werden dem Kind durch das Autogene Training bewußt. Als Eltern und Lehrer sollten wir in liebevoller, spielerischer Anleitung die Kraft der kindlichen Bilderwelten, ihre Phantasie unterstützen. Dadurch gestärkt, können Kinder auch in einer als bedrohlich empfundenen Welt zu innerer Ruhe, Sicherheit und Selbstbewußtsein gelangen.

Sehen Sie die Vermittlung dieser Tiefenentspannung nicht als Lehraufgabe an, wie wir sie aus der Schule kennen. Die Vermittlung des Autogenen Trainings muß ohne jeden Zwang geschehen. Der Erfolg baut auf einem tiefen Vertrauen zwischen Eltern und Kindern auf. Deshalb schlage ich Ihnen vor, gemeinsam mit Ihrem Kind die Übungen zu erlernen. Dabei werden sich auch in Ihnen tiefe Ruhe und Zufriedenheit ausbreiten und festigen, und Ihre ruhige innere Haltung wird sich positiv auf die Haltung des Kindes auswirken. Diese Gemeinsamkeit fördert die Motivation für das Erlernen und Üben des Autogenen Trainings und stärkt gleichzeitig die wichtigste natürliche Basis für die gesunde Entwicklung Ihres Kindes: Ihre harmonische Beziehung zueinander. Ihr Kind fühlt sich nicht allein gelassen. In dem Wissen, nicht bewertet zu werden, wird es sich wohlfühlen und ohne Schwierigkeiten in die tiefe Entspannung gleiten.

Bitte beachten Sie

- Leiten Sie Ihr Kind an, ohne es zu bewerten.
- Führen Sie Ihr Kind, ohne es durch eine Erwartungshaltung zu drängen.
- Schaffen Sie für Ihre gemeinsamen Übungen eine liebevolle und gemütliche Atmosphäre.

Zum gemeinsamen Erlernen des Autogenen Trainings gehören auch abschließende Gespräche. Nehmen Sie nach jedem Üben die Gelegenheit wahr, sich in liebevoller, entspannter Atmosphäre mit Ihrem Kind zu unterhalten. Lassen Sie es über seine Erfahrungen berichten, die es in der tiefen Entspannung gemacht hat, über seine Ängste und seine Hoffnungen. Sie sollen dazu keinesfalls in die Rolle des Therapeuten schlüpfen. Wenden Sie sich einfach ganz natürlich, offen und tolerant Ihrem Kind zu. Gönnen Sie sich und Ihrem Kind diese kostbare Erfahrung des vollkommenen Aufeinander-Eingehens.

Bitte beachten Sie

Manipulieren Sie Ihr Kind nicht! Lassen Sie sich niemals von Ihren Wünschen und Vorstellungen leiten. Sie können Ihr vielleicht wildes, oft störendes oder zappelndes Kind nicht mit Hilfe des Autogenen Trainings in ein angepaßtes, pflegeleichtes Kind verwandeln. Das Autogene Training darf nicht eingesetzt werden, damit die Bedürfnisse der Eltern vom Kind erfüllt werden. Es wäre falsch, mit einem Kind das Autogene Training zu üben, damit es noch leistungsfähiger und besser in der Schule wird. Ehrgeizige Eltern sind schlechte und meist erfolglose Lehrer des Autogenen Trainings. Sie bürden ihrem Kind nur noch mehr Streß auf, als es vielleicht ohnehin schon hat. Bedenken Sie immer, daß es hier einzig und allein um das Wohl Ihres Kindes geht.

Ein Wort an die Kinder

Das Autogene Training zu lernen, ist keine lästige Aufgabe wie zum Beispiel Schularbeiten zu machen. Es entspricht auch nicht dem Lernen in der Schule. Mit den Übungen des Autogenen Trainings könnt Ihr Eure eigene innere Welt lebendig werden lassen. Ihr werdet sehen – die Übungen machen Spaß. Alles, was Ihr dabei tun müßt, ist, Euch zu entspannen und an schöne Dinge zu denken. Diese Gedanken könnt Ihr in bunten Farben malen, oder Ihr macht daraus schöne, fröhliche Geschichten, in denen Ihr selbst die Hauptrolle spielt. Das wird Euch gefallen, denn es ist mit angenehmen Gefühlen verbunden. Ihr könnt Euch für jede Übung so viel Zeit nehmen, wie Ihr nach Eurem Empfinden braucht, um Euch zu entspannen und zu erholen. Und das Allerbeste ist, daß das Erlernen des Autogenen Trainings nicht benotet wird.

Klausbernd Vollmar

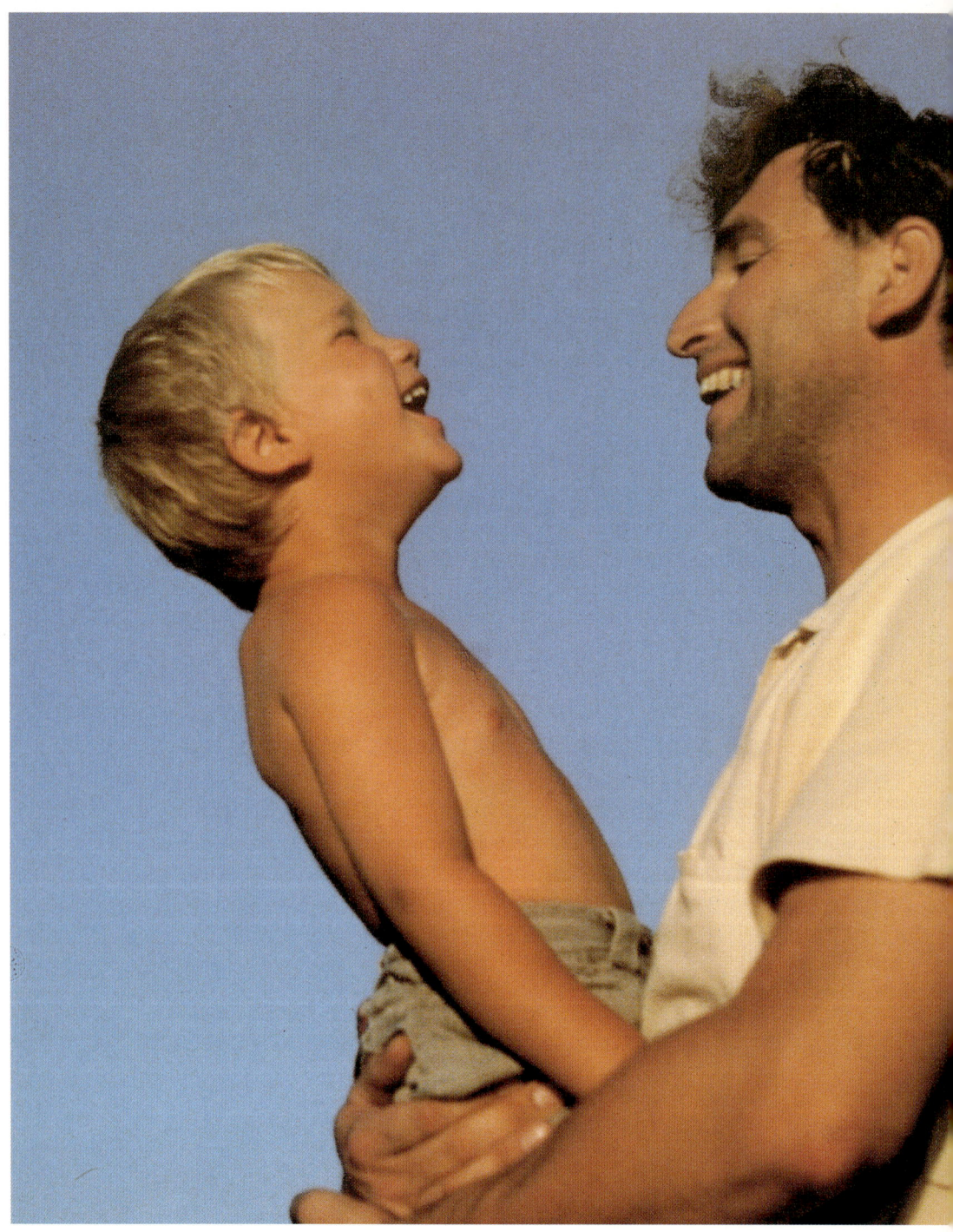

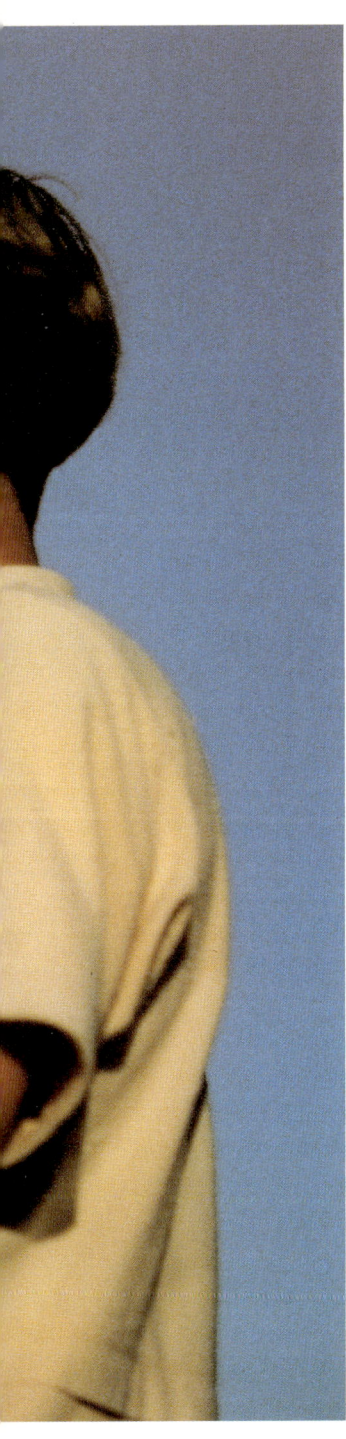

Einführung und Anleitung

Die drei Grundübungen des Autogenen Trainings (Ruhe-Übung, Schwere-Übung, Wärme-Übung) werden nach einem bestimmten Prinzip vermittelt: Einstimmung in spielerischer Form – Entspannung mit Hilfe der Ruhe-Übung – Aktivieren von Körper und Geist mit der Rücknahme. Im abschließenden Gespräch berichtet das Kind über seine während der Entspannung gemachten Erfahrungen – das Gespräch ist ein wichtiger Teil jeder Übung. Ist die erste Übung gut gelernt, wird – wiederum mit einem Spiel oder einer Phantasiereise – die neue Übung eingeführt und an die bereits beherrschte Übung angeschlossen. Die drei Grundübungen bilden eine Einheit und werden in feststehender Folge bruchlos aneinandergereiht.

Was ist Autogenes Training

Autogenes Training ist das bewußte Herbeiführen eines Entspannungszustandes, womit die »Umschaltung« des vegetativen Nervensystems, ein dem Einschlafen ähnlicher Vorgang, angestrebt wird. Dieser ganzheitliche, erholsame Entspannungszustand wird dadurch erreicht, daß in konzentrativer Selbstentspannung Vorstellungen eines idealen Zustandes lebendig werden. Dabei erfährt der Übende die Abnahme der Muskelspannung als Schwere-Erlebnis und die vermehrte Durchblutung der Haut, hervorgerufen durch Entspannung und Weitstellung der Blutgefäße, als Wärme-Erlebnis.

Wichtig

Das deutliche Bewußtmachen der Lebensvorgänge und Funktionen des eigenen Körpers kann nur aus dem Wunsch heraus geschehen, ruhiger und ausgeglichener zu werden. Hat Ihr Kind den Wunsch, sein Verhalten besser regeln zu können, wird daraus sein Vorsatz entspringen, das Autogene Training regelmäßig zu üben.

Der Berliner Nervenarzt Professor Dr. Johann Heinrich Schultz hat in den zwanziger Jahren das Autogene Training als »Meditation für Westler« entwickelt. Dieses *Autogene Training nach Schultz* kann als Weg in einen heilenden Bewußtseinszustand von jedem seelisch gesunden Mensch unseres Kulturbereichs erlernt werden. Es bietet eine einfache Möglichkeit, mit Hilfe bewußt herbeigeführter tiefer Entspannung des Körpers und des Geistes die dem Menschen innewohnenden Heilkräfte zu aktivieren. Schultz spricht in diesem Zusammenhang von einer »konzentrativen inneren Gymnastik« (→ Bücher, die weiterhelfen, Seite 95), die eine tiefe Entspannung, Harmonie und Selbstbesinnung im Übenden erzeugt. Seit seiner Entwicklung wird das Autogene Training in dieser Form weltweit mit großem Erfolg und zunehmend auch bei Kindern angewandt. Autogenes Training für Kinder ist, anders als für Erwachsene, spie-

Bewußt herbeigeführte tiefe Entspannung

lerisch ausgerichtet. Auf der Grundlage von gegenseitigem Vertrauen und Toleranz vermitteln Eltern es ihren Kindern über gemeinsames Spielen, Vorlesen von Märchen und Erzählen frei gestalteter, auf die Bedürfnisse des Kindes ausgerichteter Geschichten. Das Ziel des Autogenen Trainings mit Kindern ist grundlegend das gleiche wie beim Autogenen Training für Erwachsene: Es soll in

Harmonisieren von Körper, Geist und Seele konzentrierter Weise eine Selbstentspannung geübt werden, die Körper, Geist (Intellekt) und Seele (Gefühl) harmonisiert, und mit deren Hilfe innere Spannungen stark vermindert, wenn nicht gar abgebaut werden können.

Mit dem Autogenen Training in der kindgerechten Form können Eltern und Kinder gemeinsam die Minderung kindlicher Probleme erreichen. Im Idealfall lassen sich Störungen wie zum Beispiel Konzentrationsschwäche, Schwierigkeiten beim Einschlafen, Stottern, Bettnässen, Angst (vor Dunkelheit, vor fremden Menschen, vor dem Alleinsein) sogar beheben. Der tiefe Entspannungszustand, der mit Hilfe des Autogenen Trainings erreicht wird, begünstigt gleichzeitig die Lernfähigkeit des Kindes.

Was dabei im Körper geschieht

Der Spannungszustand der Muskulatur (Muskeltonus = die notwendige Spannung, die auch im Zustand der Ruhe die Aktionsbereitschaft des Körpers garantiert) bestimmt die Haltung des Menschen. Sie macht erkennbar, ob er gerade in einer Ruhepause frische Kräfte gesammelt hat, ob er müde ist, fröhlich oder traurig. Auf diese Zusammenhänge machte schon Wilhelm Reich (1897–1957) aufmerksam. Seine psychoanalytische Lehre geht darauf zurück, daß zurückgehaltene Gefühle sich in Muskelverspannungen niederschlagen. Wird der entsprechende Muskel entspannt, bricht das zurückgehaltene Gefühl durch, der Mensch fühlt sich befreit. Dies verdeutlicht das einfache Grundprinzip des Autogenen Trainings: Gedankenkraft wirkt über unbewußte Muskelbewegungen auf den Körper. Mit Hilfe des Autogenen Trainings ist es möglich, auf den Muskeltonus einzuwirken.

Gedankenkraft wirkt über Muskelbewegung auf den Körper

Die physiologische Wirkung des Autogenen Trainings läßt sich leicht veranschaulichen. Dazu empfehle ich Ihnen, zusammen mit Ihrem Kind den Pendelversuch (→ Seite 27) durchzuführen.

So wirkt Autogenes Training

Körper und Seele sind bei Kindern noch wesentlich enger miteinander verbunden als bei Erwachsenen. Mit Hilfe des Autogenen Trainings wird Kindern eine Ruhe vermittelt, die der Geborgenheit stark ähnelt, die sie als Säuglinge erfahren haben. Die Übungen wirken ausgleichend und stabilisierend auf die kindliche Seele. Sie sind geeignet, leichtere gesundheitliche Störungen zu beheben oder zu mildern. Mit ihrer Hilfe kann das Gleichgewicht eines guten Körpergefühls von innerer Ruhe und Gelassenheit, die psycho-physische Balance, hergestellt werden. Vor allem bei überaktiven, bei »wilden« Kindern kann dieses Gleichgewicht nicht nur die körperliche, sondern auch die seelische Beruhigung bringen.

Ausgleichend und stabilisierend

Wie Sie an dem Pendelversuch sehen werden (→ Seite 27), wirken beim Autogenen Training die Gedanken direkt auf die Muskelspannung (Tonus) des Übenden. Darüber hinaus schult es die oftmals durch äußere Einflüsse verschüttete Fähigkeit, sich der eigenen inneren Welt zuzuwenden und diese als die Welt der eigenen Ordnung zu erkennen.

Mit Hilfe des Autogenen Trainings lernen Kinder wieder, sich von ihren inneren Bildern leiten zu lassen. Es fördert ihre Fähigkeit, ihre Lebendigkeit sowohl aus ihren Phantasien als auch aus ihrem unbeschwerten Blick auf die Realität zu ziehen.

Kinder, die das Autogene Training regelmäßig üben, wirken gelassen, aufgeschlossen, selbstbewußt und in sich ruhend. Fast immer kann bei ihnen auch eine Leistungssteigerung im schulischen Bereich beobachtet werden.

Fördernd bei der Persönlichkeitsentwicklung

So hilft Autogenes Training

Verringern von Angst und Streß

Bei Schulstreß und Versagensängsten aller Art hat sich das Autogene Training als hilfreich bewährt. Vor Klassenarbeiten, wenn ein freies Referat gehalten werden soll oder vor Prüfungen können mit Hilfe der tiefen Entspannung Unsicherheit und Angst abgebaut werden. Dabei ist ihre schnelle Wirksamkeit auch davon abhängig, ob das Kind die konzentrative Selbstentspannung bereits beherrscht. Beginnt es mit dem Üben bereits mitten in einer angespannten Situation, dauert der Lernprozeß etwa doppelt so lang wie in streßfreien Zeiten.

Verringern der muskulären Anspannung Kindlicher Streß ist ein (meist unnötiger) Anspannungszustand, der den Spannungszustand der Muskulatur stark erhöht und die Leistungsfähigkeit des Kindes herabsetzt. Diese Anspannung macht sich in Symptomen bemerkbar, die mit Hilfe des Autogenen Trainings beseitigt werden können, wie

- Unruhe und Nervosität (Nägelkauen, Schwitzen unter den Armen, unangemessen schnelles Erröten, Zappeligkeit),
- wiederkehrende Angst- und Alpträume,
- Konzentrationsstörungen (Sprunghaftigkeit, schnelles Abgelenktsein, Vergeßlichkeit, Fahrigkeit),
- Schwierigkeiten beim Lernen in der Schule,
- Verdauungsstörungen (Durchfall oder Verstopfung) bei seelischen Belastungen.

Verarbeiten von Problemen

Schulische Probleme oder Probleme beim Annehmen von Geschwistern oder beim Schließen von Freundschaften entstehen meist aus mangelndem Selbstbewußtsein. Mit Hilfe des Autogenen Trainings können solche Schwierigkeiten mit relativ wenig Aufwand und zeitlich absehbar gemindert oder sogar aufgelöst werden.

Bei folgenden Problemen hat sich das Autogene Training – unter Anleitung der Eltern – als hilfreich bewährt:

- wenn Geschwister kommen,
- bei Streitigkeiten mit den Spielkameraden,
- bei leichteren sozialen Ängsten wie Schüchternheit und Sprechhemmung vor Erwachsenen oder vor größeren Gruppen,
- bei Überreagieren mit Wut und Aggression (vor allem bei jüngeren Kindern),
- bei mangelndem Selbstvertrauen und Minderwertigkeitsgefühlen,
- bei unangepaßtem Verhalten, das zur Gewohnheit geworden ist (zum Beispiel konstantes Losplappern in die Unterhaltung von Erwachsenen).

Stabilisieren des Selbstvertrauens

Wichtig

Bei Störungen in der Eltern-Kind-Beziehung kann nur gemeinsam mit dem neutralen Arzt oder Psychotherapeuten nach den Gründen gesucht und ein Weg zur Lösung des Problems gefunden werden.

Beheben von Sprechstörungen

Hierbei ist zu berücksichtigen, daß leichte Sprechstörungen im frühkindlichen Alter normal sind; sie verschwinden oftmals von selbst. Unter Anleitung der Eltern kann das Autogene Training Hilfe bringen
● wenn Kinder stottern,
● bei stark ausgeprägtem Lispeln, das zu sozialer Isolation oder zu Verständigungsschwierigkeiten führt,
● bei undeutlichem Sprechen wie Nuscheln oder Verschlucken von Silben.
Wenn solche Sprechstörungen jedoch über das Kleinkindalter hinaus bestehen bleiben, sollte das Kind dem Kinderarzt oder einem Logopäden vorgestellt werden. In Verbindung mit Spracherziehung oder Sprachheilkunde (logopädische Therapie) kann das Autogene Training häufig erfolgreich angewendet werden.

Beseitigen von Schlafstörungen und Bettnässen

Meist sind es durch innere Spannungen erzeugte leichtere Schlafstörungen, unter denen Kinder leiden. Über die entspannende Wirkung des Autogenen Trainings können diese Störungen rasch gelindert werden.
Schlafstörungen können allerdings auch symptomatisch sein, das heißt, sie können durch ein organisches Leiden hervorgerufen werden. Wenn Ihr Kind unter anhaltenden Schlafstörungen leidet, **Fragen Sie** stellen Sie es Ihrem Haus- oder Kinderarzt vor. Nur er kann ent-
Ihren Arzt scheiden, welche Therapie sinnvoll ist, und ob das Autogene Training begleitend angewandt werden darf.
Das Bettnässen ist wie die kindlichen Schlafstörungen meist auf innere Spannungen zurückzuführen. Tritt es bei Kindern noch nach dem zehnten Lebensjahr auf, sollten Eltern sich um psycho-

**Als beglei-
tende
Therapie**

therapeutische Hilfe bemühen. In Absprache mit dem Therapeuten kann das Autogene Training als begleitende Therapie wirksam angewandt werden. In solchen Fällen wird es am besten in der Gruppe und unter Leitung des Therapeuten erlernt und geübt.

Beheben von psychosomatischen Störungen

Psychosomatische Störungen sind seelisch bedingte körperliche Fehlfunktionen, die sich in Krankheiten äußern können. Bronchitis, nervöser Husten und Asthma treten gerade bei sensiblen Kindern häufig auf, wenn sie Probleme mit sich herumtragen oder unter Streß stehen. Bei anhaltenden Beschwerden sollte vor dem Erlernen des Autogenen Trainings der Rat eines Arztes eingeholt werden.

**Fragen Sie
Ihren Arzt**

Stellt der Arzt keine organische Erkrankung fest, sind diese Störungen durch innere Spannungen des Kindes bedingt. Versuchen Sie, in einfühlsamen Gesprächen mit Ihrem Kind gemeinsam die Gründe für Spannungen oder Ängste herauszufinden. Mit Autogenem Training können diese Störungen dann häufig erstaunlich schnell behoben werden.

Auch wenn Kinder nachts mit den Zähnen mahlen und knirschen, ist das als unbewußter Versuch anzusehen, Ängste und Spannungen zu verarbeiten. Diese unbewußte Angewohnheit kann zu Zahnfleischbluten und damit zur Entstehung von Parodontose führen. Stellt der Zahnarzt keine Kiefer- oder Zahnfehlbildungen fest, kann diesen Kindern die tiefe Entspannung des Autogenen Trainings oft wirksamer helfen als ein zahntechnisches Hilfsmittel.

Bitte beachten Sie

Autogenes Training darf nicht angewandt werden bei den klassischen Kinderkrankheiten wie Masern, Scharlach, Röteln oder Mumps. Das ungestörte Austragen dieser Krankheiten ist wichtig für die Bewußtseinsentwicklung des Kindes sowie für die Entwicklung und Kräftigung des kindlichen Immunsystems.

Das Autogene Training eignet sich nicht für Kinder, die unter schweren psychischen Störungen leiden. Sie brauchen in erster Linie die Hilfe eines erfahrenen Psychotherapeuten.

Zur Vorbereitung

Die Rolle der Eltern

Beziehen Sie Ihr Kind von Anfang an ein

Voraussetzung für das Gelingen einer guten Entspannung ist eine vertrauensvolle und entspannte Beziehung zwischen dem anleitenden Elternteil und dem Kind oder Jugendlichen.

Sie bereiten Ihr Kind auf das Autogene Training vor, erklären ihm die Wirkung und was es ihm bringen kann. Beraten sie gemeinsam, wie Sie die Übungen gestalten wollen.

Vergessen Sie dabei nicht die spielerischen Möglichkeiten. Gestalten Sie die Vorbereitungen lustig und phantasievoll. Wecken Sie die kindliche Neugier und nutzen Sie die allen Kindern eigene Fähigkeit zu phantasieren und zu fabulieren. Üben Sie keinen wie immer gearteten Zwang auf Ihr Kind aus. Das Autogene Training eignet sich nicht als Erziehungsmittel, schon das geringste Mißtrauen verhindert, daß Ihr Kind Ängste und Sorgen innerlich loslassen kann.

Bitte beachten Sie

Ein Kind kann sich nur dann vollkommen entspannen und die positive Wirkung des Autogenen Trainings erleben, wenn es sich geborgen fühlt. Es muß wissen, daß es bedingungslos akzeptiert und liebevoll angenommen wird.

Es sollte möglichst immer derselbe Elternteil mit dem Kind üben. Wer immer es ist, er darf auf keinen Fall abgehetzt oder nervös sein, sondern sollte Ruhe ausstrahlen und sich dem Kind zuwenden. Besonders günstig wirkt es sich auf den Erfolg des Autogenen Trainings aus, wenn der anleitende Elternteil – genau so wie das Kind – vor jedem Üben zur Ruhe kommt.

Schalten Sie ab vom Tagesgeschehen

Das geeignete Alter

Das Autogene Training ist für Kinder vom sechsten Lebensjahr an
geeignet. Jüngere Kinder bewegen sich lieber; für sie gibt es spezielle körperbetonte Entspannungstechniken. Ruhe und Geborgenheit finden sie schon allein durch die Nähe der Eltern oder anderer
ihnen vertrauter Menschen.

Schulanfän- Mit der Einschulung kann den Kindern in spielerischer Weise
ger üben mit zunächst die Ruhe-Übung des Autogenen Trainings so vermittelt
den Eltern werden, daß sie Freude am regelmäßigen, gemeinsamen Üben
haben. Sie finden schon mit dieser ersten Übung zu körperlicher
Entspannung. Wenn sie die Ruhe-Übung beherrschen (→ Seite 33),
können sie diese auch selbständig regelmäßig anwenden.
Schulkinder vom achten Lebensjahr an lernen zusammen mit
einem Elternteil die drei Grundübungen des Autogenen Trainings.
Später können sie zunehmend alleine üben.
Ältere Kinder und Jugendliche, etwa vom zwölften Lebensjahr an,
werden von der Mutter oder dem Vater in das Autogene Training
eingeführt. Sie üben es von Anfang an regelmäßig alleine oder
zusammen mit Freunden.

Der Übergang vom angeleiteten zum eigenständigen Üben sollte
fließend sein. Nach etwa einem halben Jahr nehmen Sie sich beim **Jugendliche**
regelmäßigen gemeinsamen Üben allmählich zurück, bis Sie das **üben**
Gefühl haben, daß Ihr Kind selbständig in die tiefe Entspannung **selbständig**
gelangt.

Wichtig

Kindern, die das Autogene Training einmal beherrschen, bleibt es
lebenslang als Hilfe zur Selbsthilfe vertraut.

Üben mit *einem* Kind

Manche Kinder können sich nur dann richtig entspannen, wenn
sie alleine, in vollkommener Ruhe üben. Wichtige Voraussetzungen
für sie sind die Geborgenheit in der gewohnten Umgebung und die
Anleitung durch einen ihnen vertrauten Menschen. Gewähren
Sie Ihrem Kind während des Übens den notwendigen persönlichen

Freiraum. Es braucht ihn, um seine Konzentration vollkommen auf sich selbst richten zu können. Auch Sie als Eltern lernen bei der Arbeit mit dem Autogenen Training, nämlich Ihr Kind vertrauensvoll ein Stück loszulassen.

Üben *in der Gruppe*

Den meisten Kindern macht es mehr Spaß, das Autogene Training in einer Gruppe zu erlernen. Für diese Kinder ist es ideal, gemeinsam mit Geschwistern (wenn sie sich gut verstehen) oder mit Freunden in gewohnter Umgebung zu üben. In der Gruppe lernen sie oft schneller als allein, weil gemeinsames Üben vor allem jüngere Kinder stark motivieren kann. Zudem bringt das Üben in der Gruppe den positiven Effekt des »sozialen Lernens« mit sich. Die Kinder haben die Möglichkeit, über ihre Erlebnisse während des Übens zu sprechen und sich darüber mit den übrigen Teilnehmern auseinanderzusetzen.

Gemeinsames Üben motiviert

Leiten Sie als Elternteil die Gruppe an, können Sie das Autogene Training sehr gut gemeinsam mit den Kindern erlernen. Sie sollten sich allerdings zuvor ausgiebig mit diesem Ratgeber beschäftigt haben.

Die ideale Gruppengröße ist abhängig vom Alter der Kinder. Sind die Kinder jünger als acht Jahre, sollten nicht mehr als sechs Teilnehmer gemeinsam üben. Bei älteren Kindern kann die Gruppe bis zu zehn Teilnehmer haben. Wichtig ist, daß der Altersunterschied bei den teilnehmenden Kindern nicht größer als drei Jahre ist.

Je jünger die Kinder desto kleiner die Gruppe

Bitte beachten Sie

Wenn Sie mit mehreren Kindern üben, denken Sie immer daran, alle Kinder in gleicher Weise zu behandeln. Jedes Kind hat seine ureigene Individualität. Bevorzugen Sie ein Kind, stellen Sie es gar als Vorbild heraus, weckt dies meist Aggressionen bei den anderen Kindern, untergräbt ein schwaches Selbstbewußtsein und zerstört das Vertrauen in Sie als Leiter der Gruppe. Kinder beobachten genau, sie lassen sich nichts vormachen und durchschauen jede Ungerechtigkeit.

In Großstädten bieten die Volkshochschulen entsprechende Kurse für Trainingsgruppen an, aber auch Diplom-Psychologen, Heilpraktiker und Psychotherapeuten. In einer solchen Gruppe kommen die Kinder normalerweise einmal pro Woche für etwa 90 Minuten zusammen. Allerdings sind diese Gruppen oftmals hoffnungslos überfüllt, wodurch ein kindgerechtes Arbeiten kaum möglich ist.

Die Übungszeiten

Wann üben?

Konditionierung auf die Zeit

Zu Beginn sollten Sie mit Ihrem Kind täglich und zu den gleichen Zeiten üben. Diese Zeiten legen Sie gemeinsam fest. Sie werden bemerken, daß schon allein das Einhalten der festgelegten Übungszeiten eine besondere Entspannung bewirkt. Dieser Zusatzeffekt wird als »Konditionierung auf die Zeit« bezeichnet. Das bedeutet, daß die Entspannung und ein bestimmter Zeitpunkt unbewußt miteinander verknüpft werden.

Als Übungszeiten bieten sich an:
● die Zeit direkt nach dem Schulunterricht (bei Schulängsten und Energie- und Leistungsabfall)
● die Zeit nach dem Mittagessen, während des Tiefs am frühen Nachmittag (bei Konzentrations- und Leistungsschwierigkeiten)
● die Zeit vor den Schularbeiten (insbesondere bei Konzentrationsstörungen)
● die Zeit vor dem Einschlafen (bei Unruhe und Zappeligkeit, bewährt auch zur Abwehr von Angstträumen).

Dem Tagesablauf angepaßt üben

Bei der letzten Übung des Tages macht das Kind nach dem Üben keine Rücknahme (→ Seite 31), sondern gleitet aus der tiefen Entspannung in den Schlaf.

Die Konditionierung auf die Zeit ist zu Beginn des Übens erwünscht. Später, wenn Ihr Kind das Autogene Training beherrscht, kann es seine Übungen zu unterschiedlichen Zeiten durchführen, um schließlich den Idealzustand zu erreichen – das Autogene Training zu jeder gewünschten Zeit anwenden zu können.

Wie lange üben?

Um das Autogene Training gut einzuüben, muß Ihr Kind zwei- bis dreimal täglich regelmäßig für 5 bis maximal 10 Minuten üben. Längeres Üben führt eher zu schlechten Ergebnissen statt zu Erfolgen, weil die meisten Kinder nur für kurze Zeit aufmerksam bleiben können. Bei Kindern etwa bis zum elften Lebensjahr sinkt die Konzentration auf eine bestimmte Aufgabe nach ungefähr 5 Minuten rapide. Ihre Gedanken schweifen ab. Sie denken an alles mögliche und hoffen, daß sie bald aus ihrer Langeweile erlöst werden und wieder aufstehen dürfen. Auch bei älteren Kindern, etwa vom elften Lebensjahr an, dürfen die Übungszeiten 10 Minuten nicht überschreiten. Nach dieser Zeitspanne läßt auch bei ihnen die Konzentration nach.

Die Konzentrationsfähigkeit berücksichtigen

■ Unregelmäßiges Üben nach dem Lustprinzip ist als einer der häufigsten Anfängerfehler dem Erlernen der Konzentrationsfähigkeit nicht gerade förderlich. Regelmäßiges Üben zu festgelegten Zeiten ritualisiert und rhythmisiert das Üben, was sich auf den angestrebten Erfolg äußerst positiv auswirkt. Kinder lieben Rituale, und sie sprechen in besonderer Weise intensiv auf sie an. Rituale helfen auch, das Üben des Autogenen Trainings zu einer Selbstverständlichkeit zu machen.

Regelmäßig üben!

Der Übungsplatz

Mit Kindern bis zum zwölften Lebensjahr können Sie die Suche nach einem Lieblingsplatz zum Üben als Spiel gestalten: Das Kind stellt sich vor, es sei ein Hund oder ein anderes Tier, das überall herumsucht oder herumschnüffelt, um eine geeignete Stelle zum Ausruhen zu finden. Hat es sich für einen Platz entschieden, gestalten Sie diesen gemeinsam so angenehm und bequem wie möglich, etwa mit einer Matratze, über die Sie eine weiche Decke breiten, mit bunten Kissen oder Tüchern. Die Unterlage sollte nicht zu weich, aber auch nicht unbequem hart sein. Je bequemer die Unterlage, desto besser die Entspannung. Für den Kopf kann bei Bedarf ein flaches Kissen bereitgelegt werden. Da bei der tiefen Entspannung durch das Autogene Training die Körpertemperatur etwas absinkt, legen Sie eine weitere Decke zum Zudecken bereit.

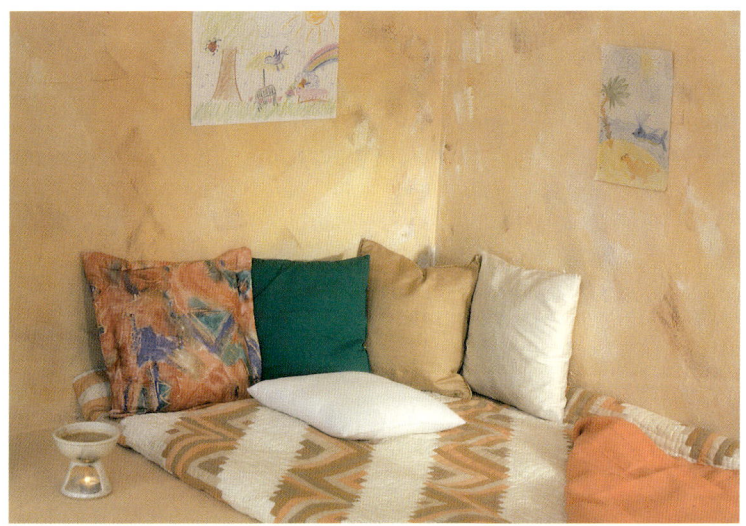

**Der Übungs-
platz soll
hell, sauber,
gut gelüftet
und
angenehm
warm sein**

Wie bei den feststehenden Übungszeiten die Konditionierung auf die Zeit tritt in Verbindung mit dem immer gleichen Übungsort eine »Konditionierung auf den Ort« auf – der Übungsort und die Entspannung werden unbewußt miteinander verknüpft.

Kinder etwa vom zwölften Lebensjahr an üben das Autogene Training nach der Einführung durch die Eltern alleine. Sie fühlen sich dabei am wohlsten in ihrem eigenen Zimmer oder in einem anderen, ihnen vertrauten Raum. Für sie ist es wichtig, daß sie unbeobachtet üben können und während des Übens durch nichts und niemanden gestört werden.

Um seine Übungszeiten den übrigen Familienmitgliedern deutlich zu machen, kann das Kind an seiner Tür ein Schild anbringen mit dem Hinweis: *Bitte nicht stören – Autogenes Training!* Dieser Hinweis muß von der ganzen Familie respektiert werden.

Bequeme Kleidung zum Üben

Es gibt keine Vorschrift für eine spezielle Kleidung zum Erlernen des Autogenen Trainings. Sie soll bequem sein, nicht einschnüren (Gürtel, Kragen) und nicht einengen (Bluse, Rock- oder Hosenträger). Am besten geeignet sind ein bequemer Jogginganzug mit locker anliegenden Gummizügen und warme Socken.

So motivieren Sie Ihr Kind

Denken Sie immer daran, daß vor allem für kleinere Kinder Entspannung als Vorstellung erst einmal etwas sehr Langweiliges und Unattraktives ist. Damit Ihr Kind Gefallen am Autogenen Training findet, müssen Sie es ihm so interessant wie möglich nahebringen.

Finden Sie gemeinsam ein Ritual

Das ist nicht schwierig, wenn Sie dabei spielerisch vorgehen. Wecken Sie das kindliche Interesse mit Musik oder mit einem Ritual. Das kann das Ausbreiten der nur für die Übungen vorbereiteten Decke sein, das Anzünden einer Duftlampe mit ätherischem Öl oder einer Kerze. Probieren Sie es gemeinsam aus, und lassen Sie auch Ihr Kind diese rituellen Handlungen durchführen.

Das Schlaf-Spiel

Ist Ihr Kind jünger als acht Jahre, eignet sich das Schlaf-Spiel sehr gut, um seine Motivation zu fördern. Erklären Sie ihm den Ablauf des Spiels. Betonen Sie dabei, wie wichtig es ist, daß der Schlafende mit völlig schlaffen Gliedern entspannt daliegt.
Beginnen Sie dann das Spiel mit der Vorstellung, daß es Abend ist, Sie Ihr Kind zu Bett bringen und es einschläft.
Ihr Kind legt sich auf seiner Decke oder Matte auf den Rücken und schließt die Augen. Nach einigen Augenblicken überprüfen Sie, ob es »wirklich eingeschlafen«, also entspannt ist. Heben Sie nacheinander seine Arme und seine Beine an, bewegen Sie sanft seinen Kopf hin und her. Ihr Kind soll dies alles so gelockert wie möglich geschehen lassen.

Das wird Ihrem Kind Spaß machen

Mit diesem Spiel übt Ihr Kind wie selbstverständlich eine tiefe körperliche Entspannung ein. Auf dieser Erfahrung können Sie aufbauen. Wechseln Sie auch einmal die Rollen und lassen Sie Ihr Kind überprüfen, wie gut Sie sich schlafend stellen und entspannen können.

Das Vorlese-Spiel

Für alle Kinder ist zur Einstimmung auch das Vorlesen von Märchen oder Geschichten geeignet, in deren Verlauf sie sich Ort und Handlung der Geschichte vor ihrem inneren Auge genau vorstellen.
Ihr Kind legt sich an seinen Übungsplatz und Sie lesen ihm eine kurze Geschichte vor.

Nach dem Vorlesen unterhalten Sie sich mit Ihrem Kind darüber, wie es die Handlung der Geschichte in seiner Vorstellung erlebt hat. Lassen Sie es über seine Empfindungen aus dem Erlebten berichten. Dabei werden Sie erfahren, wie weit Ihr Kind der Geschichte gefolgt ist.

Wenn Sie nach einigen Tagen den Schilderungen Ihres Kindes entnehmen, daß seine Gedanken nicht mehr abschweifen, können Ihre Geschichten immer länger und ausführlicher werden. Es muß wohl nicht betont werden, daß diese Geschichten keine angstmachenden Elemente enthalten dürfen.

Bitte beachten Sie

Bedenken Sie immer, daß es für Ihr Kind schon eine große Leistung ist, wenn es sich 5 oder 10 Minuten lang mit geschlossenen Augen auf eine Geschichte konzentrieren kann, ohne daß seine Gedanken abschweifen. Um ein Gefühl für diese Leistung zu bekommen, probieren Sie einmal selbst aus, ob Sie sich, auf dem Rücken liegend, für etwa 10 Minuten ohne abzuschweifen auf eine Geschichte (Kassette, Radioprogramm) oder auf eine bestimmte Musik konzentrieren können.

Die Vorbereitung auf einen Blick

▶ Die Einstimmung – Vor dem Erlernen und später vor jedem Üben muß Ihr Kind zur Ruhe kommen. Es sollte seine vorherigen Aktivitäten klar und deutlich abschließen.

▶ Das Ritual – Vorbereitungen in immer derselben Reihenfolge helfen, den Anfang des Übens zu markieren; den Abschluß jeder Übung bildet das Gespräch.

▶ Die Zeit – Führen Sie das Autogene Training möglichst immer zur gleichen Zeit durch. Dadurch verbindet Ihr Kind diese Zeit mit der Entspannung.

▶ Der Raum – Der Übungsplatz muß dem Kind angenehm und von allen Störungen des alltäglichen Lebens (Türklingel, Telefon) abgeschirmt sein.

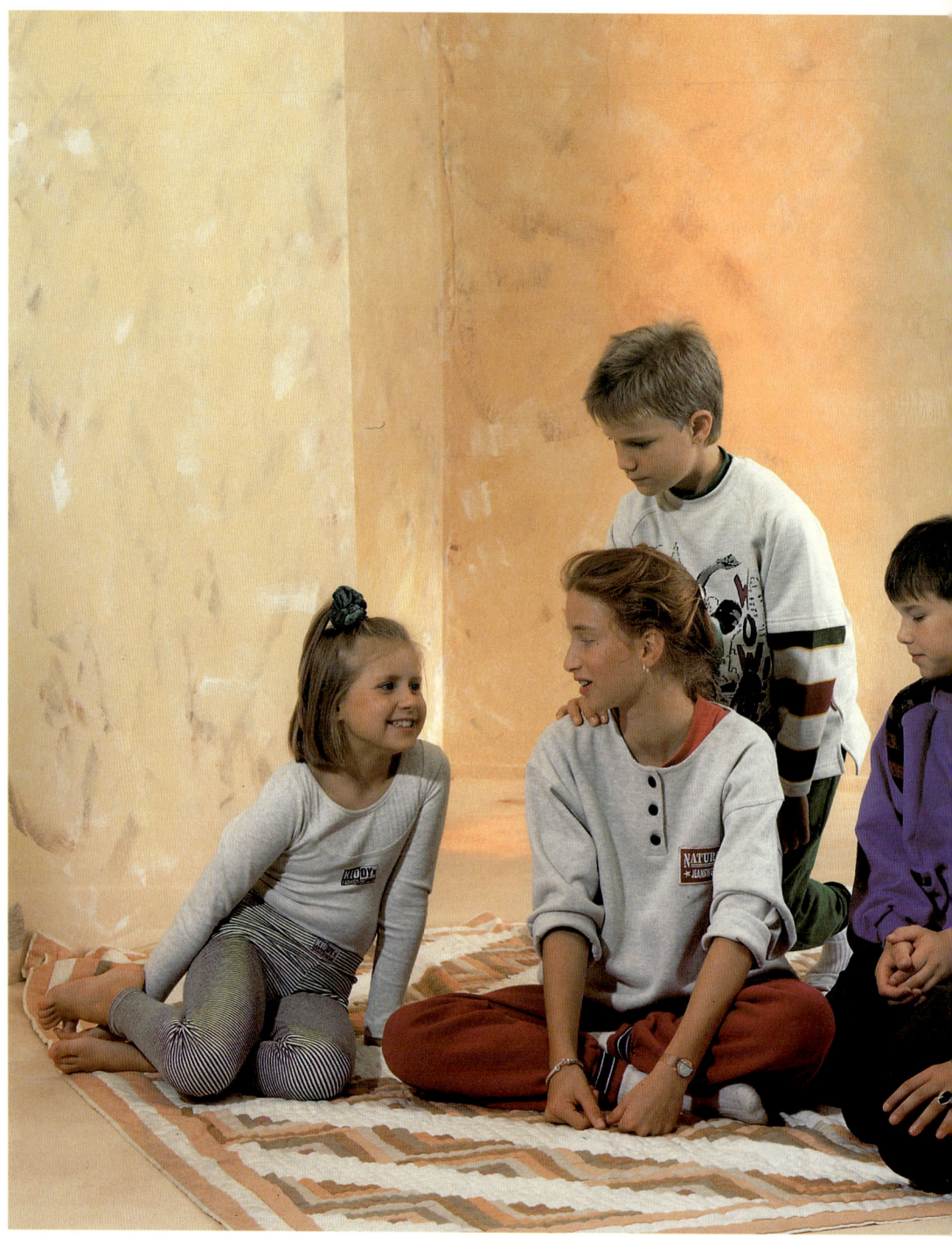

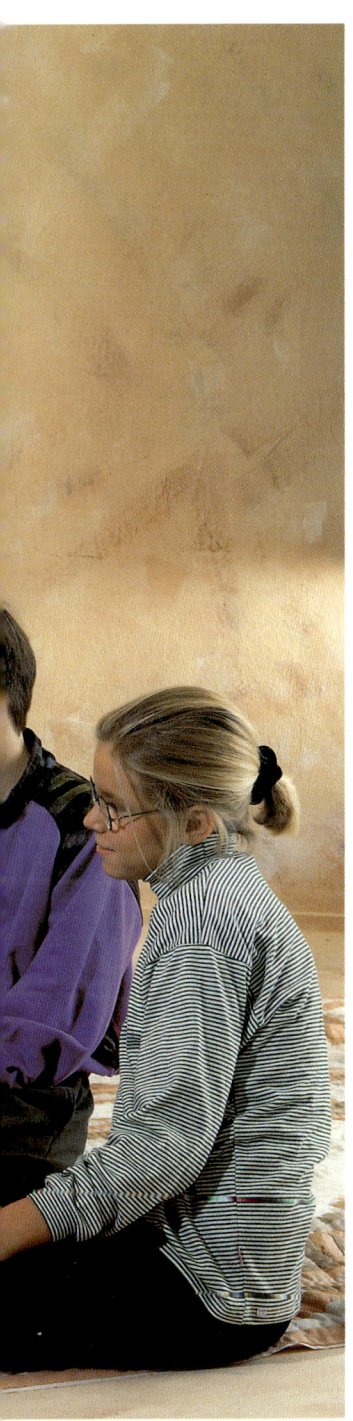

Grundstufe des Autogenen Trainings

Kinder sind begeisterungsfähig für spielerische Aktionen. Spielen und Toben als Vorbereitung auf die Ruhe-Übung, Phantasiereisen, die in das Schwere- und Wärme-Erleben einführen, sind ganz nach ihrem Geschmack. Der gemütliche Übungsplatz und die ungeteilte Zuwendung des anleitenden Elternteils (oder eines Therapeuten) sind weitere wichtige Voraussetzungen dafür, daß Kinder lernen können, sich bewußt in einen tiefen erholsamen Entspannungszustand zu versenken. Kinder, die regelmäßig das Autogene Training üben, wirken gelassen, aufgeschlossen, selbstbewußt und in sich ruhend.

Die Grundübungen

Das Lernschema in drei Schritten

1 Erster Lernschritt: In der ersten Lernsitzung führen Sie Ihr Kind mit Hilfe des Pendelversuchs (→ Seite 27) in das Autogene Training ein. Sie besprechen mit ihm die Rücknahme (→ Seite 31), die es ausführlich übt. Danach erläutern Sie Ihrem Kind die Ruhe-Übung (→ Seite 33) und führen sie einmal gemeinsam durch. Abschließend unterhalten Sie sich über die Erfahrungen, die Ihr Kind während des Übens gemacht hat, und lassen es bis zur nächsten Woche die Ruhe-Übung möglichst dreimal pro Tag eigenständig üben.

Das Erlernen der Ruhe-Übung **Ruhe-Übung** kann 2 bis 4 Wochen dauern (ältere Kinder lernen sie meist schneller als jüngere) – sie ist die Grundlage des Autogenen Trainings. Mit Kindern zwischen sechs bis acht Jahren übt man nur die Ruhe-Übung. Ist diese Übung gut gelernt, lesen Sie Ihrem Kind während der Entspannung eine Geschichte vor (→ Bücher, die weiterhelfen,

Seite 95), oder Sie lassen es leise Meditationsmusik hören (Kitaro Ki; Andreas Vollenweider).

2 Zweiter Lernschritt: Nach dem Erlernen der Ruhe-Übung lassen Sie Ihr Kind in der folgenden Lernsitzung zunächst einmal über seine Erfahrungen mit dieser Übung frei reden. Danach üben Sie mit ihm noch einmal die Ruhe-Übung, um es anschließend in die Schwere-Übung (→ Seite 40) einzuführen.

Am Ende der Sitzung lassen Sie Ihr Kind die Verbindung von der Ruhe-Übung mit der Schwere-Übung ausprobieren. **Schwere-Übung** Dazu begibt sich Ihr Kind zuerst in die tiefe Entspannung und macht anschließend sogleich die Schwere-Übung. Wird die Ruhe-Übung beherrscht, kann die Schwere-Übung von Kindern und Jugendlichen oft schon in 1 bis 2 Wochen gelernt werden.

3 Dritter Lernschritt: In der letzten Woche übte Ihr Kind noch regelmäßig die Verbindung von Ruhe- und Schwere-Übung. Sprechen Sie ausführlich über seine Erfahrungen, die es bei dem täglichen Üben gemacht hat. Lassen Sie dann Ihr Kind noch einmal die ersten beiden Grundübungen des Autogenen Trainings durchführen, bevor Sie es in die Wärme-Übung (→ Seite 53) einführen. Die Wärme-Übung wird dann am Ende dieser Sitzung einmal im Zusammenhang mit den beiden anderen Übungen durchgeführt.

Wärme-Übung

Auch die Wärme-Übung kann besonders von Jugendlichen oft schon in einer Woche sicher gelernt werden. Wenn die jeweils neue Übung nicht innerhalb einer Woche gelernt wird, wenn es Ihrem Kind zum Beispiel nicht gelingt, diese Übung mit dem bereits Gelernten zu verbinden, gehen Sie auf keinen Fall weiter. Geben Sie ihm für das Erlernen jeder Übung stets ausreichend Zeit.

Wichtig

Damit Ihr Kind das Gefühl der Entspannung leichter wahrnimmt, kann es vor dem Üben Lockerungsübungen machen: locker mit dem Becken kreisen, ebenso Arme und Hände kreisen lassen und sie kräftig ausschütteln, die Schultern ein paarmal heben und wieder fallen lassen. Besonders großen Spaß können diese Lockerungsübungen machen, wenn Sie sich gemeinsam mit Ihrem Kind lockern und die Bewegungen spielerisch gestalten, beispielsweise als Pantomime, Tanzspiel oder spontanes Erfinden von Bewegungen. Sie können auch einfach mit Ihrem Kind herumtoben.

Der Pendelversuch

1 Hängen Sie an einen Faden von etwa 20 bis 30 cm Länge einen schweren Gegenstand, beispielsweise einen Schlüssel oder einen kleineren Stein.

2 Geben Sie dieses selbstgefertigte Pendel Ihrem Kind in die Hand, daß der Gegenstand frei schwingen kann.

3 Halten Sie das Pendel nun an und fordern Sie Ihr Kind auf, seine Augen zu schließen.

4 Nun soll es sich ganz fest vorstellen, daß sich das Pendel zum Beispiel von rechts nach links bewegt. Seine Hand, die das Pendel hält, soll es dabei völlig ruhig halten.

Sie werden erleben, daß das Pendel in der Hand Ihres Kindes nach kurzer Zeit zuerst etwas schwanken wird, um sich dann zunehmend schneller in

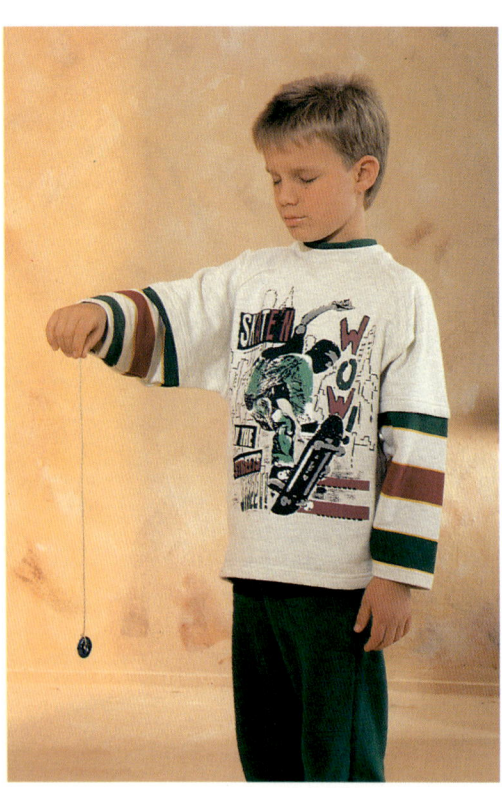

Der Pendelversuch macht anschaulich, daß allein die Kraft der Gedanken Muskelbewegungen auslöst. Wir alle kennen solche körperlichen Reaktionen, die von Gemütsbewegungen ausgelöst werden, wie Herzklopfen, Zittern, Schweißausbrüche. Lassen Sie Ihr Kind eine Zeitlang mit dem Pendel spielen. So prägt es sich gut ein: *Ich kann die Richtung des Pendels durch meine Vorstellungskraft ändern.*

Die Übungshaltungen

Grundsätzlich kann das Autogene Training im Liegen, im Sitzen und im Stehen durchgeführt werden. Kinder sollten zunächst nur im Liegen üben, weil sie die Liegehaltung als natürlicher und vertrauter empfinden. Darüber hinaus können sie sich im Liegen sehr viel besser entspannen als im Sitzen. Außerdem lieben Kinder das kuschelige Gefühl des Liegens, und sie fühlen sich besonders wohl und geborgen, wenn sie auch noch zugedeckt werden. Dabei kann sich das Gefühl einstellen, gleich einschlafen zu müssen, womit das Erreichen einer tiefen Entspannung geradezu garantiert ist.

Das Pendel bewegt sich allein durch die Kraft der Gedanken die Richtung zu drehen, die sich das Kind vorstellt, obwohl es seine Hand – subjektiv erlebt – völlig still hält. Ein zwölfjähriges Kind formulierte seine Erfahrung mit dem Pendelversuch wie folgt: *»Das Pendel dreht sich komischerweise von selbst, es folgt meinen Gedanken, ohne daß ich etwas tue. Ist das nicht ulkig?«* Diese Aussage macht deutlich, daß das Kind bei diesem Versuch keinerlei Aktivitätsbewußtsein besitzt.

Es gibt allerdings auch Nachteile der Liegehaltung. Vor allem kleineren Kindern kommen im Liegen alle möglichen (störenden) Gedanken, und das Kind mag so nur langsam zur Ruhe kommen. Die körperliche Entspannung ist aber im Liegen ungleich tiefer als in allen anderen möglichen Haltungen. Bis Ihr Kind die Grundübungen beherrscht, sollte es nur im Liegen üben. Danach erst lernt es, das Autogene Training auch im Sitzen auszuüben. Die Sitzhaltung eignet sich gut, um sich unauffällig, beispielsweise in der Schule vor einer Klassenarbeit oder im Wartezimmer des Arztes, zu entspannen.

Die Liegehaltung

Die ideale Liegehaltung ist, wie gesagt, die Rückenlage. Die Arme ruhen neben dem Körper, die Handflächen sind zur Unterlage gedreht, oder sie liegen auf

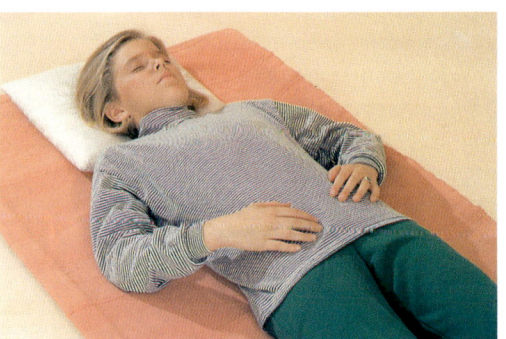

den Hüftknochen. Die Beine sind leicht geöffnet, die Fußspitzen fallen locker nach außen.

Die Sitzhaltung

Die klassische Sitzhaltung ist die »Droschkenkutscher-Haltung«. In den zwanziger Jahren gab es in Berlin, der Heimatstadt von J. H. Schultz, noch Pferdekutschen; die Droschkenkutscher saßen in dieser Haltung auf ihrem Kutschbock, wenn sie nichts zu tun hatten. Der Übende sitzt auf einem Stuhl oder Hocker ohne sich anzulehnen. Die Füße stehen mit der ganzen Sohle in gutem Kontakt zum Boden hüftbreit nebeneinander, die Knie sind rechtwinkelig gebeugt. Der Oberkörper ist nach vorne geneigt, die Unterarme liegen auf den Oberschenkeln, die Hände hängen locker an der Innenseite der Oberschenkel. Der Kopf fällt bequem entspannt leicht vornüber.
Fast alle Kinder lehnen diese Haltung für das Üben des Autogenen Trainings ab, weil sich dabei ihr Nacken unangenehm anspannt, und sie das Sitzen, ohne sich anzulehnen, als unbequem empfinden.
Sie sollten Ihrem Kind – wenn es die Grundübungen be-

Die meisten Kinder ziehen die Liegehaltung der Sitzhaltung vor

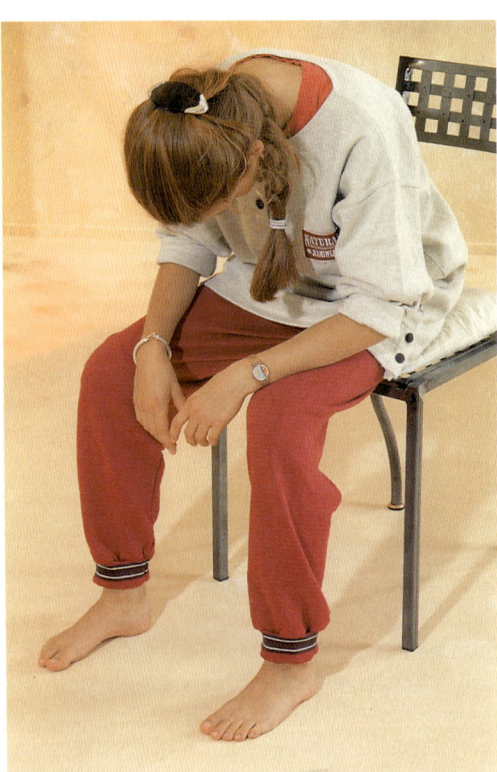

häufig vor, daß sie sich dabei körperlich verspannen. Sie ziehen meist ganz spontan die Liegehaltung der Sitzhaltung vor.

Zeichen der Entspannung

Äußerlich wahrnehmbare Entspannungszeichen

Ob sich Ihr Kind in der Ruhe-Übung vollkommen entspannt, können Sie an folgenden Anzeichen feststellen:
● Seine Lider liegen ruhig, ohne zu zucken über den Augen.
● Es atmet tief, regelmäßig und etwas verlangsamt.
● Ihr Kind muß schlucken – ein Reflex, der den Übergang in eine tiefe Entspannung anzeigt.
● Es rumort in seinem Bauch. Die dänische Psychotherapeutin Gerda Boyesen (→ Bücher, die weiterhelfen, Seite 95) ist der Meinung, daß Geräusche aus dem Bauch, verursacht durch die in Bewegung geratene Muskulatur der Verdauungsorgane, wichtigste Anzeichen für eine tiefe Entspannung des Körpers sind. Deshalb horcht sie während ihrer Therapien regelmäßig die Bauchdecke ihrer Patienten ab.

In der Sitzhaltung kann das Kind sich auch zwischendurch unauffällig entspannen

herrscht – die Droschkenkutscher-Haltung zeigen, es ihm aber überlassen, von dieser Haltung ausgehend, seine eigene von ihm als bequem empfundene Haltung zu suchen. Wenn es möchte, kann es sich anlehnen oder auch die Füße auf einem vor den Stuhl gestellten Hocker nebeneinander (nicht übereinander geschlagen) abstützen.
In der Sitzhaltung übende Kinder sind zwar wacher und konzentrierter, aber es kommt

Fühlbare Entspannungs-reaktionen

Bisweilen treten gerade zu Beginn des Übens Entspannungsreaktionen auf, die das Kind als unangenehm empfindet. Das kann ein feines Kribbeln in den Fingern oder Händen sein, ein leichtes Schwindelgefühl, Muskelzuckungen, Magenknurren und Rumoren im Bauch oder Taubheitsgefühle an Händen oder Füßen. Es handelt sich dabei um Entspannungsreaktionen des vegetativen Nervensystems. Diese körperlichen Reaktionen sind sichere Zeichen für eine gute Entspannung (→ Seite 30), und sie verschwinden relativ schnell während des weiteren Übens. Bereiten Sie Ihr Kind darauf vor, daß sich solche Empfindungen einstellen können, und erklären Sie ihm, was sie bedeuten. Dann wird Ihr Kind diese Erscheinungen als positive Zeichen seiner Entspannung annehmen.

Die Rücknahme

Vor dem Erlernen der Grundübungen des Autogenen Trainings muß Ihr Kind die Rücknahme beherrschen – die Umschaltung von der tiefen Entspannung in das Tagesbewußtsein, also von der inneren in die äußere Welt. Jede Übung des Autogenen Trainings (Ausnahme → unten) wird mit der Rücknahme beendet; ohne sie würden Reste der Entspannung wie Kribbeln in den Gliedmaßen oder ein schläfriger Zustand im Körper verbleiben. Die Rücknahme wird nicht angewandt, wenn Ihr Kind unter Schlafstörungen leidet und Sie mit ihm das Autogene Training zu deren Behebung abends vor dem Einschlafen üben. Die Rücknahme würde die Schlafstörung verstärken. Mit Hilfe der Ruhe-Übung oder der Grundübungen wird es aus der Entspannung in den Schlaf sinken.

Vor dem Einschlafen nicht anwenden

So üben Sie mit Ihrem Kind die Rücknahme

Damit Ihr Kind den Sinn der Rücknahme versteht, erklären Sie ihm deren Ablauf und leiten Sie es durch die folgende Übung.
Ihr Kind legt sich auf den Rücken, die Arme locker neben dem Körper, die Beine leicht geöffnet. Lassen Sie Ihr Kind mit geschlossenen Augen für eine kurze Zeit diese angenehm entspannende Haltung genießen.

Fordern Sie es dann zur Rücknahme auf, indem Sie mit leiser, aber fester Stimme die Formeln sprechen und ihm jeweils sagen, was es dabei zu tun hat:

Arme fest! (Balle deine Hände zu Fäusten, strecke und beuge energisch deine Arme – mach das mit der vollen Kraft deiner Arme.)

Tief atmen! (Atme tief durch die Nase ein und wieder aus.)

Augen auf! (Öffne rasch und entschlossen deine Augen.)

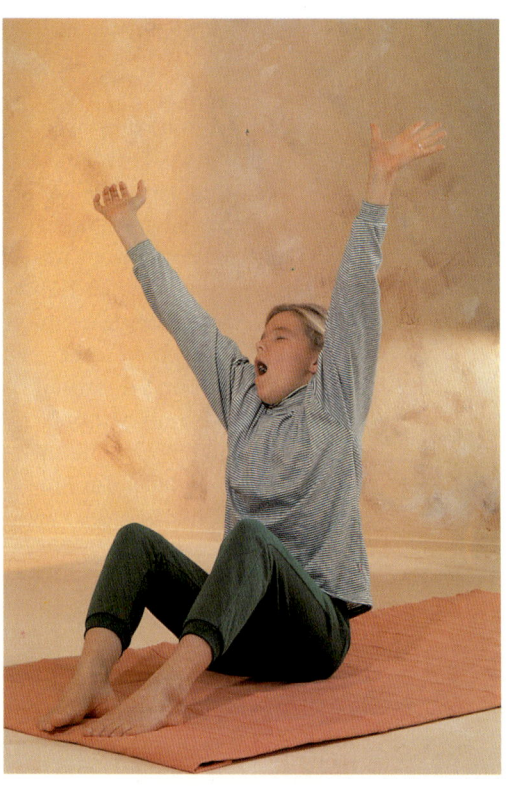

Ihr Kind wird diesen Ablauf rasch begreifen und kann sich nun selbst zuerst laut, dann in Gedanken die Formeln vorsagen und sie in die Bewegungen umsetzen, bis es das Gefühl hat, die Rücknahme zu beherrschen. Auch danach sollte es nach jeder Übung die Formeln in Gedanken sprechen oder sie sich geschrieben vorstellen – das verstärkt die körperliche Wirkung der Rücknahme.

Die Reihenfolge ist wichtig

Für eine gelungene Rücknahme ist es wichtig, daß die Reihenfolge der Rücknahmeformeln eingehalten wird.

■ Hat Ihr Kind die Rücknahme nach dem Üben einmal vergessen, oder hat es nicht energisch genug zurückgenommen, wird es eine gewisse (nicht unbedingt unangenehme) Benommenheit bemerken, oder das Schweregefühl will nicht so recht aus dem Körper weichen. Auch ein leichtes Schwindelgefühl kann auftreten. In diesem Fall sollte Ihr Kind sich ausgiebig räkeln und strecken, dabei aufkommendes Gähnen zulassen und auskosten, um so den Rücknahmeeffekt zu erzielen.

Durch Anspannen der Muskeln werden auch Geist und Seele wieder hellwach

Die Ruhe-Übung

Beim Pendelversuch hat Ihr Kind erfahren, wie das Autogene Training »funktioniert«, und es beherrscht die Rücknahme. Damit sind die wichtigsten Voraussetzungen für das Erlernen der Grundübungen erfüllt.

Was die Ruhe-Übung bewirkt

Diese Übung ist die eigentliche Entspannungs-Übung; sie ist sozusagen der Knopf, der gedrückt werden muß, um das Tor zur Entspannung zu öffnen und in das Autogene Training einzusteigen. Mit der Ruhe-Übung lernen Kinder, von der Alltagswelt abzuschalten, ruhiger zu werden und nach innen zu schauen. Es handelt sich hierbei um das Umschalten in einen anderen Bewußtseinszustand – von *aktiv* auf *passiv*, von dem auf Außenimpulse reagierenden Zustand auf jenen der Wahrnehmung von inneren Bildern und Gefühlen. Gehirnphysiologisch gesehen, wird dabei von der linken Gehirnhälfte (logisch aktives Denken) umgeschaltet auf die rechte Gehirnhälfte (bildhaft intuitives Denken).

Umschalten von aktiv auf passiv

Vorbereiten auf die Ruhe-Übung

Es gibt viele Möglichkeiten, Kinder in die Ruhe-Übung einzuführen. Jüngere Kinder lassen sich am leichtesten über ein Spiel motivieren. Nach dem Grundsatz, daß Anspannung einer guten Entspannung vorausgehen sollte, gehört körperliche Betätigung wie Ballspielen, Spazierengehen, Fahrradfahren, also alles, wobei Ihr Kind seinen Bewegungsdrang ausleben kann, zur Vorbereitung.

Danach wird es ihm leicht fallen, sich auf die Phantasiereise durch seinen Körper zu begeben. Sprechen Sie mit sanfter Stimme den folgenden Text:

»Stell dir vor, dein Körper sei eine große Höhle, in der du bequem herumspazieren kannst. Schau dich darin um und entdecke die Schätze deiner Höhle.
Da gibt es einen Fluß, der sanft und ruhig durch die Höhle fließt – wie der Strom des Blutes in deinen Adern. Spüre den leichten Wind, der deinem Atem ähnelt. Es ist warm und gemütlich in deiner Höhle. Du kannst Farben und Formen wahrnehmen. Und es gibt Nebenhöhlen, die du ebenfalls erforschen kannst, bis in deine Finger- und Zehenspitzen.«

Die Phantasiereise schult das Körperbewußtsein

Die Grundübungen

Das Berührungs-Spiel

Sie können Ihr Kind auch mit folgendem Spiel auf die Ruhe-Übung einstimmen:
Ihr Kind liegt auf dem Rücken, seine Augen sind geschlossen. Berühren Sie es sanft an verschiedenen Körperstellen. Ihr Kind benennt jeweils den entsprechenden Körperteil, sagt Ihnen, ob es sich diesen als Jungen oder Mädchen vorstellt, wie dieses Kind angezogen ist und wie es sich fühlt. Zuletzt werden alle diese »Kinder« zum Schlafen ins Bett geschickt. Geben Sie der kindlichen Phantasie Zeit und Raum, um die Bilder ausführlich zu gestalten.

Oder Sie lassen Ihr Kind ein Bild zum Thema *Entspannung und Ruhe* malen. Es kann beim gemeinsamen Betrachten des fertigen Bildes seine Arbeit deuten; geben Sie ihm genügend Zeit, sein Bild sprachlich darzustellen.
Danach schildern Sie, wie das Bild auf Sie wirkt. Dieses Bild kann dann so hingestellt werden, daß Ihr Kind es vor der Ruhe-Übung in sich aufnehmen kann.
Wählen Sie ein Ritual, das Ihnen beiden Spaß macht. Es kommt darauf an
● eine entspannte Atmosphäre zu schaffen,

Das Mal-Spiel

Mit Hingabe setzt das Kind seine Gedanken in Farben und Formen um

- die Motivation für das Üben zu erzeugen und zu festigen,
- das Spiel in die Ruhe-Übung übergehen zu lassen.

Die Ruhe-Konzentration

Die Ruhe-Konzentration, die je nach Alter an die Spiele oder das Malen anknüpft, besteht aus zwei Elementen:
- Bewußtwerden des Körpers
- Entspannungsformel.
Das Kind wird sich seines Körpers bewußt, indem es sich im Liegen mit geschlossenen Augen vorstellt, in seinen Körper hineinzuhorchen, sein Inneres zu erforschen. Dabei fühlt es deutlich, daß es zunehmend ruhig wird und sich entspannt. Dieser inneren Empfindung folgend konzentriert es sich auf die von Ihnen mit leiser Stimme deutlich vorgesprochene Formel:

Die Ruhe-formel

Ich bin (ganz) ruhig und gelöst

Diese Formel soll das Kind fünf- bis siebenmal in Gedanken wiederholen. Es ist wichtig, sie wörtlich zu wiederholen, da sie den erwünschten Zustand als schon eingetreten darstellt.

Dadurch wird der Körper des Kindes den mit der Formel vorausgesetzten Zustand zu erzeugen versuchen (→ Pendelversuch, Seite 27).
War im einleitenden Kapitel von der Konditionierung auf die Zeit und den Ort die Rede (→ Seite 19 und 21), geht es hier um eine Konditionierung auf eine bestimmte formelhafte Anweisung. Mit jedem Üben wird die Verknüpfung des immer tieferen Entspannungszustandes mit der Entspannungsformel verstärkt. Das führt dazu, daß Ihr Kind nach einiger Zeit nur diese Formel hören oder sie denken muß, um in die Entspannung zu kommen. Wird immer wieder die gleiche Formel benutzt, bekommt sie die Qualität eines Zauberspruchs oder, psychologisch ausgedrückt, eines reizauslösenden konditionierten Stimulus.
Ist Ihr Kind visuell begabt, das heißt, es kann gut mit Bildern umgehen, kann es sich diese Formel auch vor seinem inneren Auge als geschriebene Worte vorstellen. Regen Sie Ihr Kind zu dieser bildhaften Vorstellung (Visualisierung) an. Es kann sich nicht nur die Ruhe-Formel, sondern alle Formeln des Autogenen Trainings als Schriftzug vorstellen.

Konditionierung auf eine formelhafte Anweisung

Mögliche Anfangsschwierigkeiten

Einschlafen während der Übung

Wie schon gesagt (→ Übungshaltung, Seite 28), ist es keineswegs als negativ zu bewerten, wenn Ihr Kind während der Ruhe-Übung kurz einschläft. **Die Entspannung** des Autogenen Trainings wirkt auch in **wirkt auch** den Bewußtseinszustand des **im Schlaf** Schlafs hinein. Auf die Dauer sollte Ihr Kind die Ruhe-Übung allerdings bewußt erleben. Das stellt sich jedoch bei weiterem Üben problemlos von alleine ein.

Die Gedanken schweifen ab

Es kann vorkommen, daß Ihrem Kind beim innerlichen Sprechen oder Visualisieren der Ruhe-Formel oder danach alle möglichen Gedanken durch den Kopf gehen, oder daß es sogar vergißt, sich die Ruhe-Formel vorzustellen. Das ist ganz normal. Ein Kind hört, sieht, lernt jeden Tag etwas Neues, und es nimmt alle Eindrücke viel konzentrierter auf als der Erwachsene. Beispielsweise können seine Gedanken immer wieder um einen Streit

auf dem Schulhof kreisen, dessen Beginn und Verlauf das Kind stark beeindruckt, geängstigt oder seinen Gerechtigkeitssinn verletzt hat. Oder es muß immer wieder über eine Aufgabe oder eine Situation aus dem Unterricht nachdenken, eine Freundschaft kann es hartnäckig beschäftigen oder Szenen aus dem Fernsehprogramm. Sie kennen Ihr Kind gut genug, um seine Sensibilität und mögliche Reaktionen richtig einschätzen zu können. Gegebenenfalls machen Sie Ihr Kind bereits vor Beginn des Übens mit der Formel vertraut, die es zum Vertreiben störender Gedanken anwenden kann: **Gedanken kommen und gehen**

Wenn Sie seine innere Unruhe während des Übens zum Beispiel am unregelmäßigen Atmen bemerken oder an seinen unruhig hin- und herwandernden Augen, sprechen Sie ihm diese Formel mit sanfter Stimme vor. Ihr Kind wiederholt sie zuerst laut, danach drei- bis viermal in Gedanken, um dann wieder zu der Ruheformel zurückzukehren: **Ich bin ganz ruhig und gelöst**

Auch mit der Anregung zu bildhaften Vorstellungen können

Sie Ihrem Kind helfen, seine aufsteigenden Gedanken ruhig anzunehmen und sie spielerisch loszulassen.
Während es die Augen geschlossen hält, sprechen Sie mit ruhiger Stimme:
»Deine Gedanken sind Seifenblasen, die um dich schwebend eine nach der anderen zerplatzen.« Oder: *»Versuche jetzt, einen Vorhang vor deine störenden Gedanken zu ziehen, dann werden sie dich nicht mehr erreichen.«*
Ihr Kind sollte bei bestimmten Gedanken nicht zu lange und zu ausgiebig verweilen. Statt den entspannenden und beruhigenden Effekt des Autogenen Trainings zu erzielen, würde es sich in der innerlichen Betrachtung seiner Gedanken verlieren, wodurch sich seine innere Unruhe verstärkt.

Störende Gedanken vertreiben

Wichtig

Wollen Kinder das Abschweifen der Gedanken mit aller Macht unterdrücken, treten häufig mehr und erst recht störende Gedanken auf. Sieht ein Kind dagegen seinen Gedankenfluß als normal an (wobei Sie ihm mit der rechten Erläuterung helfen können), dann treten die Gedanken mehr und mehr in den Hintergrund, bis sie schließlich verschwinden.

Das Kind wird unruhig und zappelig

Unruhe (Zappeligkeit) während des Übens kann mehrere Gründe haben. Überdenken Sie zunächst, ob es nicht Ihre Unruhe ist, die Sie unbewußt auf Ihr Kind übertragen. Versuchen Sie, vom Alltag abzuschalten, und stimmen Sie sich vor jedem Üben so ein, daß Sie während des Übens immer mit ganzer Aufmerksamkeit und ohne Zeitdruck auf Ihr Kind eingehen können.
Möglicherweise sind die Übungszeiten für Ihr Kind zu lang (→ Seite 19), und seine Unruhe ist ein Zeichen für Langeweile, oder es findet nicht in die richtige Ruhehaltung (→ Seite 28). Am besten ist es, Sie machen die Übungen gemeinsam mit Ihrem Kind, es fühlt sich dann nicht beobachtet und kann sich ganz auf sich selbst konzentrieren.

Machen Sie die Übungen gemeinsam mit Ihrem Kind

Die geführte Entspannung

Unruhe während des Übens kann Ausdruck beängstigender Gedanken sein. Treten immer wieder die gleichen beängstigenden Gedanken auf, können Sie Ihrem Kind helfen, indem Sie es beim nächsten Mal durch die Übung führen.

Fragen Sie Ihr Kind behutsam nach seinen Gedanken und Gefühlen, und sprechen Sie mit ihm darüber. Hören Sie ihm aufmerksam zu, und nehmen Sie alle seine Äußerungen ernst. Wenn Sie das Gefühl haben, daß es sich alles von der Seele geredet hat, machen Sie ihm den Vorschlag, diese Ängste bei der nächsten Übung gemeinsam mit ihm aufzulösen, sie »wegzuschicken«. Versprechen Sie ihm dazu eine Geschichte, in der es sich erkennen und seine Ängste wegzaubern kann. Ist Ihr Kind dazu bereit, legen Sie sich eine verständliche, beruhigende Geschichte zurecht, deren Hauptfigur ein Mensch oder ein Tier ist, mit dem Ihr Kind sich gerne identifiziert. In dieser Geschichte gehen Sie einfühlsam auf die Ängste des Kindes ein. Lassen Sie die Geschichte lustig enden.

Auf einer festen Basis von Vertrauen und Zuwendung kann Ihr Kind seine Gefühle und Ängste formulieren

Ein Beispiel: Bei der nächsten Übung warten Sie ab, bis Ihr Kind an seinem Platz zur Ruhe gekommen ist – es bleibt während der ganzen Übung völlig passiv.

Führen Sie es dann behutsam in die Entspannung mit der Formel:

Ich bin ganz ruhig und gelöst

Die Ich-Form ist hierbei besonders wichtig, weil das Kind das Gesagte aus der eigenen Perspektive wahrnimmt.

Wiederholen Sie die Entspannungsformel fünf- bis siebenmal mit jeweils einer kleinen Pause (etwa 15 Sekunden). Danach sprechen Sie ein- bis zweimal die Formel

Gedanken kommen und gehen

Warten Sie etwa eine halbe Minute und beginnen Sie danach, langsam und deutlich Ihre vorbereitete Geschichte zu erzählen. Zur Auflösung der kindlichen Ängste lassen Sie den Helden oder die Heldin mit den Ängsten fertig werden. Sprechen Sie zum Abschluß der Geschichte nochmals zwei- bis dreimal die Ruheformel

Ich bin ganz ruhig und gelöst

Geben Sie Ihrem Kind noch einige Minuten Zeit, die Entspannung in wohliger Geborgenheit zu genießen. Danach fordern Sie es sanft zur Rücknahme auf.

Lassen Sie die Hauptfigur der Geschichte mit den Ängsten fertig werden

Im abschließenden Gespräch lassen Sie Ihr Kind über seine Gefühle und Erlebnisse, die während der Geschichte aufgetreten sind, berichten. Wiederholen Sie diese geführte Entspannung, bis Sie das sichere Gefühl haben, daß Ihr Kind von seinen Ängsten befreit ist.

Das Prinzip der Angstauflösung

Leichtere Ängste können so relativ schnell aufgelöst werden

1 Sie sprechen mit Ihrem Kind über seine Ängste; hören Sie ihm bitte geduldig zu.

2 Sie beschließen gemeinsam, diese Ängste »wegzuzaubern«, während Ihr Kind völlig passiv und entspannt bleibt.

3 Sie sprechen ihm – wie gewohnt – die Entspannungsformel vor.

4 In einer Geschichte, die Sie gut vorbereitet haben, gehen Sie auf die beängstigenden Bilder, die Ihr Kind beschäftigen, behutsam ein, um die Angst aufzulösen; lassen Sie die Geschichte positiv enden.

5 Sie schließen die Geschichte mit der Ruhe-Formel ab.

6 Ihr Kind macht die Rücknahme; sprechen Sie mit ihm über seine Empfindungen und Gefühle, die während der Übung aufgetreten sind.

Bitte beachten Sie

Tritt keine Auflösung oder deutliche Minderung der Ängste ein, sollten Sie einen erfahrenen Psychotherapeuten zu Rate ziehen.

Der Zeitaufwand

Kinder und Jugendliche brauchen vierzehn Tage bis zu einem Monat, um die Ruhe-Übung gut zu erlernen. Erst wenn sie diese Übung wirklich beherrschen, wird die zweite, die Schwere-Übung (→ Seite 40), angeschlossen. Für das Erlernen gerade der Ruhe-Übung sollten Sie Ihrem Kind besonders viel Zeit lassen, denn mit dieser Übung wird bereits ein Großteil der gesamten Entspannung erzeugt, die mit dem Autogenen Training erlernt werden soll.

Körper, Geist und Seele werden mit dieser Übung darauf vorbereitet, sich auf die Entspannung einzulassen. Beherrscht Ihr Kind diese Übung, kann es darauf aufbauend die Schwere- und die Wärme-Übung schnell und ohne Schwierigkeiten (→ Seite 49, 61) erlernen.

Die Ruhe-Übung ist die eigentliche Entspannungs-Übung

**Meist in der
Unterarm-
Ellenbogen-
Gegend**

Ablauf der Ruhe-Übung

● Bequeme Haltung einnehmen
● Die Augen schließen
● Ruhig ein- und ausatmen – in den Körper einspüren

● Ruheformel:
Ich bin (ganz) ruhig und gelöst

● Rücknahme

Dauer der Übung: 2 bis maximal 3 Minuten

Die Schwere-Übung

Mit der Schwere-Übung lernt Ihr Kind, sich in die unterschiedlichen Bereiche seines Körpers einzuspüren, seine Aufmerksamkeit zielgerichtet auf bestimmte Körperteile zu lenken, um sie in der gewünschten Weise (Schwere) zu beeinflussen. Bis das »funktioniert«, brauchen Sie beide viel Geduld; Sie sollten niemals etwas erzwingen wollen. Üben Sie regelmäßig mit Ihrem Kind. Versuchen Sie, es dahin zu bringen, seine Konzentration gelassen auf seinen Armen, Nacken und Schultern, den Beinen, dem Gesicht zu halten. Es ist wichtig, daß es zu jedem Körperteil wirk-

lich einen echten Kontakt herstellt und sich in ihn, wenn auch nur kurz, einfühlt.
Fragen Sie Ihr Kind nach den Übungen, wo zuerst die Schwere in seinen Armen und Beinen aufgetreten ist. So halten Sie es an, sich genau in den betreffenden Körperteil einzufühlen.

Was die Schwere-Übung bewirkt

Die Schwere-Übung vertieft die Entspannung, die durch die Ruhe-/Entspannungs-Übung eingeleitet wurde. Dadurch nehmen Unruhe und Nervosität des Kindes auch außerhalb der Übungszeiten ab.
● Die Muskelspannung nimmt deutlich ab. Durch diese regelmäßige körperliche Entspannung stabilisiert sich die Gesundheit des Kindes.
● Die Atmung beruhigt sich. Dadurch können leichtere Formen von Asthma und Sprechstörungen, die keine organischen Ursachen haben, günstig beeinflußt werden.
● Die zahlreichen kleinen Augenmuskeln entspannen sich. Leichte Fehlsichtigkeit oder Schielen können dadurch gemindert, manchmal sogar behoben werden.

**Die Ent-
spannung
wird vertieft**

● Die Wirbelsäule senkt sich in der Rückenlage entspannt auf den Boden ab und wird gerade. Hohlkreuz oder schmerzender Rundrücken verschwinden.

● Die Gesichts- und Kiefermuskulatur entspannt sich, der Kiefer fühlt sich schwer an, er sinkt leicht nach unten. Nächtliches Zähneknirschen, das meist Ursache für Zahnfleischbluten und Zahnfleischschwund (Parodontose) ist, wird zumindest stark vermindert. Zahnfleischbluten und Zahnfleischschwund bessern sich. Bei diesen Beschwerden können unterstützend zwei auf den Kieferbereich abzielende Formeln unmittelbar im Anschluß an die Schwereformeln angewandt werden:

Mein Kinn ist angenehm schwer und gelöst.

Meine Kiefermuskeln sind völlig gelöst, angenehm locker.

Vorbereiten auf die Schwere-Übung

Jedes Kind hat in irgendeiner Weise Erfahrungen gemacht, die ihm die enge Verbindung zwischen einem Schweregefühl und tiefer Entspannung deutlich zeigen.

Ein schönes Beispiel ist das Baden. Ihr Kind wird sich sicher daran erinnern, oder kann es einmal ausprobieren, wie bleischwer ihm Arme und Beine vorkommen, wenn es sie, im warmen Badewasser liegend, aus dem Wasser hebt. Erklären Sie ihm, daß dies zwar zum einen mit der Schwerelosigkeit zusammenhängt, die durch die Tragfähigkeit des Wassers erzeugt wird, zum anderen aber auch ein Zeichen von Entspannung ist, die das warme Wasser bewirkt.

Ähnliche Erfahrungen hat Ihr Kind vielleicht auch schon gemacht, wenn es sich nach ausgiebiger sportlicher Betätigung »abgeschlafft« hingesetzt oder hingelegt hat. Dabei haben sich Arme und Beine entspannt und sich ebenfalls zentnerschwer angefühlt.

Einem jüngeren Kind (bis etwa 12 Jahre) können Sie die Empfindung der Körperschwere mit Hilfe eines Spiels vermitteln: Ihr Kind stellt sich vor, daß es ganz dick und schwer ist. Diese gedachte Körperfülle kann es durch Spreizen seiner Arme unterstreichen, so als müßte es seinen dicken Leib umschließen. Wenn es nun mit schweren, behäbigen Schritten durch die Wohnung stampft, kann es sich in dieses Schwersein

Ihr Kind kennt sicher das Gefühl von Schwere

hineinfallen lassen und sich diesem Zustand selbstvergessen hingeben.

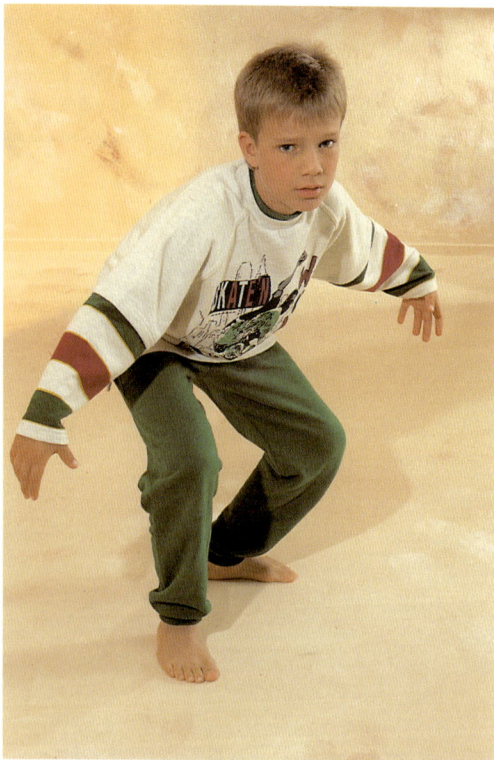

ich auf Seite 43 zusammengestellt (Die aktive Einführung). Bitte beginnen Sie erst dann, die Schwere-Konzentration (→ Seite 45) einzuüben, wenn Ihr Kind die Schwere in allen Körperbereichen deutlich empfindet. Lassen Sie Ihm Zeit – je gründlicher die Einführung, desto schneller gelingt die Schwere-Konzentration.

Die passive Einführung – Phantasiereise

Ist Ihr Kind 6 bis 10 Jahre alt, lassen Sie es also zunächst den dicken Menschen oder den schweren Elefanten spielen. Wenn es genug davon hat, legt es sich auf seine Decke (decken Sie es eventuell zu) und schließt die Augen.

Lesen Sie nun den folgenden Text langsam, ruhig, nicht zu laut und gut verständlich vor:

»Ich bin ganz dick und schwer« Kinder lieben es auch, sich in ein Tier zu verwandeln. In der Vorstellung, ein Elefant oder ein Nilpferd zu sein, bewegen sie sich wie ein solcher Koloß trampelnd und mächtig stampfend durchs Zimmer. Erfinden Sie gemeinsam solche »Schwere-Spiele«.

Anregungen für Spiele, die älteren Kindern helfen, Schwere deutlich zu empfinden, habe

Ich liege in einem Boot und schaukle sanft auf einem sonnenbeschienenen See in einer angenehmen tiefen Ruhe – alles ist ruhig, still und angenehm – ich bin völlig locker… **Ruhe**

Meine Arme sind schwer – die Unterarme sind angenehm schwer und lockern sich mehr und mehr – meine Oberarme lockern sich mehr und mehr und sind angenehm **Schwere**

Phantasiereise zur Erzeugung des Schwere-Gefühls

*schwer, ganz schwer – meine Hände sind angenehm schwer, ganz ruhig und gelöst…
Meine Arme sind völlig locker – ich spüre sie angenehm schwer neben meinem Körper liegen …*

Ich lasse mich ganz los – tiefer und tiefer sinke ich in eine angenehme Ruhe und Gelöstheit – ich lasse mich einfach treiben, einfach treiben …

*Meine Beine sind angenehm schwer – meine Waden sind ganz locker und schwer, angenehm schwer …
Meine Oberschenkel lockern sich mehr und mehr – sie sind ganz schwer, angenehm schwer …
Meine Beine sind völlig locker – ich spüre, wie sie angenehm schwer dem Schaukeln des Bootes folgen …*

*Ich treibe weiter und weiter in die sonnenwarme Ruhe, immer tiefer in eine angenehme Gelöstheit hinein – meine Arme, Hände, Beine und Füße sind angenehm schwer, angenehm schwer …
Mein ganzer Körper wird sanft geschaukelt, ich fühle mich angenehm gelöst, angenehm schwer …*

Lassen Sie Ihrem Kind noch etwa 1 Minute Zeit, die Phantasiereise zu genießen, und fordern Sie es dann auf, sich gründlich zu recken und zu strecken, tief durchzuatmen und seine Augen zu öffnen. Das entspannende Erlebnis der Phantasiereise wird Ihrem Kind die Schwere-Konzentration erleichtern.

Die aktive Einführung

Auf Kinder, die zwölf Jahre und älter sind, und auf Jugendliche wirken die Schwerespiele der Kleineren vielleicht albern. Sie führt man besser mit aktiven Übungen ein, die den Effekt der tiefen Entspannung durch kurze Anspannung nutzen:

● Fratzenziehen und Grimassenschneiden: Körperliche Anspannungen sind im Schulter- und Nackenbereich, aber auch im Gesicht gespeichert. Diese Spannungen, vor allem in den Augenpartien, lassen sich durch Fratzenziehen und Grimassenschneiden lockern. Alle Kinder lieben es, allein durch Veränderungen ihres Gesichtsausdruckes vor dem Spiegel in alle möglichen Rollen zu schlüpfen.

Ihr Kind stellt oder setzt sich vor einen Spiegel und probiert alle möglichen Gesichter aus, von wild bis gefährlich, von traurig bis überschwenglich heiter, mit aufgerissenen oder zu Schlitzen zusammengekniffe-

Die Anspannung der Gesichtsmuskulatur macht die nachfolgende Entspannung deutlich fühlbar

**Grimassen-
schneiden
macht Spaß
und
entspannt**

nen Augen, ganz seinen Phantasien folgend. Dabei konzentriert es all seine Kraft und Energie in die Gesichtsmuskulatur. Hat Ihr Kind genug von diesem Spiel, legt es sich hin, schließt die Augen und erlebt bewußt die wohltuende Entspannung seines

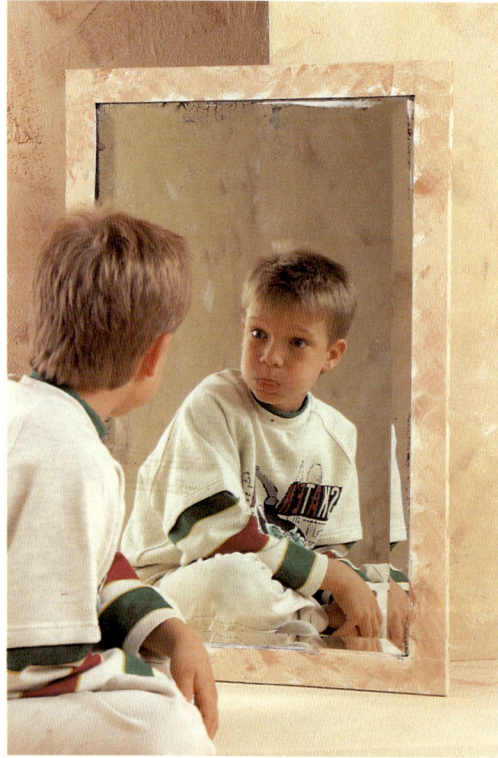

Gesichts. Die Entspannung der Gesichtsmuskulatur erfolgt nach dem Prinzip der progressiven Muskelentspannung (→ Bücher, die weiterhelfen, Seite 95): Die vielen kleinen Muskeln eines Bereichs werden kurz

angespannt und wieder losgelassen. In der nachfolgenden Ruhephase kommt es in den so aktivierten Muskeln zu einer tiefen, erholsamen Entspannung. Ihr Kind beendet diese einführende Entspannungs-Übung, indem es sich reckt und streckt, dabei tief durchatmet und dann die Augen öffnet. Wenn es, ganz wach geworden, wieder in den Spiegel schaut, wird es feststellen, daß sein Gesicht viel schöner aussieht: Es ist völlig entspannt und zeigt den ihm eigenen Ausdruck.

● Einsinken in den Boden
Bei dieser Übung legt sich Ihr Kind in Rückenlage flach auf den Boden, schließt die Augen und stellt sich vor, mit jedem Atemzug tiefer und tiefer in eine weiche Unterlage einzusinken. Es kann sich zum Beispiel vorstellen, daß es auf einer nicht zu fest aufgeblasenen Luftmatratze liegt oder auf dem weichen Grasbett einer sonnenwarmen Wiese, und daß es mit seinem ganzen Körper in diese weiche Wärme einsinkt. Nach ein bis zwei Minuten, wenn Ihr Kind fühlt, daß sein Körper ruhig und entspannt ist, öffnet es die Augen wieder, reckt und streckt sich ausgiebig und ist nach diesem erholsamen Erlebnis bereit für die Schwere-Übung.

**Mit dem
Einsinken
»gibt das
Kind alle
Anspannung
an die Unterlage ab«**

Denken Sie sich gemeinsam mit Ihrem Kind auch selbst kleine Übungen aus. Es kommt dabei einzig darauf an, daß Ihr Kind sich wohlfühlt und ein tiefes Gefühl von Schwere und Entspannung erfährt. An diese Erfahrung kann es dann bei der Schwere-Konzentration anknüpfen.

Die Schwere-Konzentration

Damit Ihr Kind das Gefühl von Schwere und Entspannung leichter erreicht, kann es vor Beginn der Übung körperliche Lockerungsübungen machen, etwa mit dem Becken kreisen, ebenso Arme und Hände kreisen lassen und sie kräftig ausschütteln, die Schultern ein paarmal heben und wieder fallen lassen. Das macht besonders viel Spaß, wenn Sie diese Übungen gemeinsam gestalten und mitmachen (→ Seite 27). Nach ausgiebigem Spielen oder Toben, wenn also die Muskulatur kräftig gefordert wurde, hat Ihr Kind das natürliche Bedürfnis, sich zu entspannen. Es wird die Schwere-Konzentration als angenehm und erholsam empfinden.

Herumtoben ist in der Gruppe besonders lustig

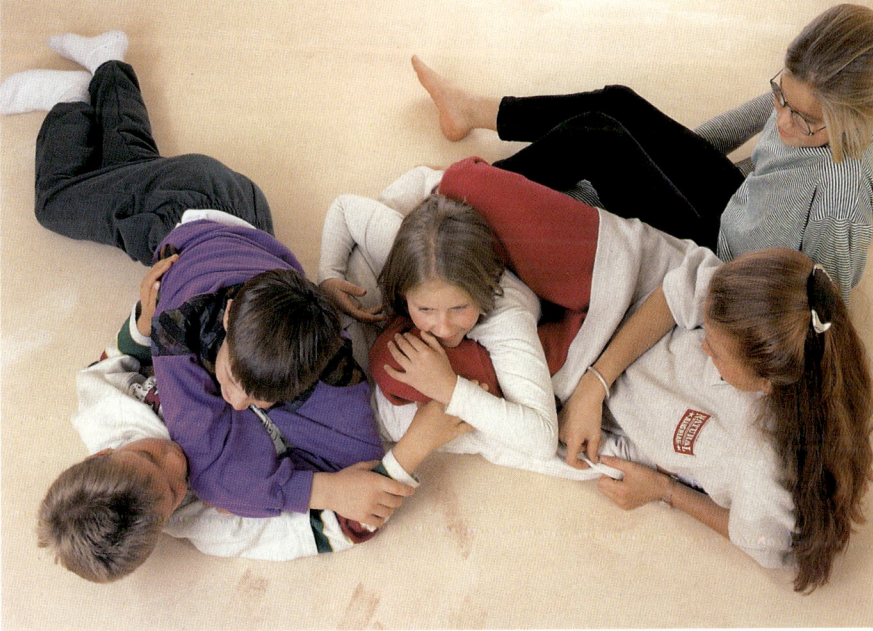

Die Schwere der Armpartie

Ihr Kind legt sich in Rückenlage auf seinen Übungsplatz. Lassen Sie ihm etwas Zeit, zur Ruhe zu kommen, seine Augen zu schließen.

Sprechen Sie dann die Ruhe-Formel, die Ihr Kind in Gedanken mehrmals wiederholt:

Ich bin (ganz) ruhig und gelöst

Wenn Sie danach an Ihrem Kind Entspannungszeichen feststellen, lenken Sie seine Konzentration auf seinen rechten (bei Rechtshändern)/linken (bei Linkshändern) Arm, indem Sie mit ruhiger Stimme die Schwere-Formel sprechen:

Mein rechter/linker Arm ist angenehm schwer

Ihr Kind wiederholt die Formeln in Gedanken fünf- bis siebenmal. Danach wird es den entsprechenden Arm als deutlich schwer empfinden.

Nach 1 bis 2 Minuten macht es die Rücknahme.

Auch hier kommt es darauf an, die Formeln bei jedem Üben in gleichem Wortlaut zu benutzen, sie nicht abzuwandeln.

Während Erwachsene die Formeln des Autogenen Trainings nach einiger Zeit verkürzen

können, beispielsweise in »rechter/linker Arm schwer«, bis zu »Arm schwer« oder gar nur »Schwere«, sollten Kinder und Jugendliche beständig am vollen Wortlaut der vorgegebenen Formeln festhalten. Je abstrakter eine Formel ist, desto geringer ist ihre Wirkung bei Kindern und Jugendlichen.

Nach etwa einer Woche regelmäßigen Übens wird Ihr Kind keine Schwierigkeiten mehr mit der Schwere-Empfindung in seinem Arm haben. Wahrscheinlich wird es von selbst davon berichten, daß auch sein anderer Arm und sogar seine Beine sich angenehm schwer anfühlen. Nun ist der Zeitpunkt gekommen, von der ursprünglichen zu einer anderen Formel überzugehen.

Sprechen Sie beim nächsten Üben im Anschluß an die Ruhe-Formel

Ich bin (ganz) ruhig und gelöst

die neue Schwere-Formel:

Meine Arme sind angenehm schwer

Ihr Kind wiederholt jede Formel in Gedanken fünf- bis siebenmal. Nach 1 bis 2 Minuten macht es die Rücknahme.

Lassen Sie Ihrem Kind wiederum genügend Zeit, sich die-

Die Schwere-Konzentration beginnt bei den Armen

sen neuen Wortlaut einzuprägen. Wird mit dieser Formel geübt, tritt häufig die Vorstellung auf, daß beide Arme hufeisenförmig miteinander verbunden eine Einheit bilden.

Die Schwere der Nacken-Schulter-Partie

Fällt Ihrem Kind das Entspannen mit dieser Formel spontan leicht, und stellt sich die Schwere beider Arme geradezu automatisch ein, führen Sie es beim nächsten Üben in einen neuen Bereich seines Körpers. Nach der Ruhe-Formel

Ich bin (ganz) ruhig und gelöst

sprechen Sie wieder mit langsamer, ruhiger Stimme die Formel:

Meine Arme sind angenehm schwer

und anschließend die neue Schwereformel:

Mein Nacken und meine Schultern sind angenehm schwer

Ihr Kind wiederholt jede Formel in Gedanken fünf- bis siebenmal.
Nach 1 bis 2 Minuten macht es die Rücknahme.
Stellt sich nach einigem Üben das Schwere-Empfinden in dem bei fast allen Kindern verspannten Nacken-Schulter-Bereich ein, führen Sie Ihr Kind zur nächsten Station seines Körpers.

Die Schwere der Beinpartie

Wie bei der Armpartie wird die Generalisierung schon nach kurzer Zeit regelmäßigen Übens auf die Beinpartie übergreifen. Wenn Ihr Kind davon berichtet, sprechen Sie beim nächsten Üben die Ruhe-Formel

Ich bin ganz ruhig und gelöst

die Formel für die Armschwere

Meine Arme sind angenehm schwer

die Formel für die Nacken- und Schulternschwere

Mein Nacken und meine Schultern sind angenehm schwer

die neue Formel:

Meine Beine und Füße sind angenehm schwer

Ihr Kind wiederholt jede Formel in Gedanken fünf- bis siebenmal. Danach werden seine Arme mit Nacken- und Schulterbereich und seine Beine und Füße angenehm schwer und entspannt sein.
Nach 1 bis 2 Minuten macht es die Rücknahme.

Je nach Erlebnisfähigkeit wird die Schwere jedes Körperbereichs in einer oder mehreren speziellen Übungen erlernt

Die Grundübungen

Die Entspannung der Gesichtspartie

Wie schon auf Seite 41 gesagt, wird die Entspannung des Gesichts zuletzt erlernt. Beim nächsten Üben, wenn Ihr Kind es sich an seinem Ruheplatz bequem gemacht hat, sprechen Sie ihm nach der Ruhe-Formel

Ich bin ganz ruhig und gelöst

die Schwereformeln in der Reihenfolge der Schwere-Erlebnisse vor:

Die Formel für die Armschwere

Meine Arme sind angenehm schwer

die Formel für die Nacken- und Schulternschwere

Mein Nacken und meine Schultern sind angenehm schwer

die Formel für die Beinschwere

Meine Beine und Füße sind angenehm schwer

und zur Entspannung des Gesichts die neue Formel:

Mein Gesicht ist völlig gelöst

Ihr Kind wiederholt alle Formeln fünf- bis siebenmal, bis auch seine Gesichtsmuskulatur wohlig entspannt ist, es seine Stirn als frei und gelöst empfindet, die Lider ruhig auf den Augen liegen, der Unterkiefer leicht nach unten sinkt.

Nach 1 bis 2 Minuten macht es die Rücknahme.

Abschließen der Schwere-Übung

Ihr Kind hat nun gelernt, das Schwere-Empfinden in seinem ganzen Körper wahrzunehmen. Mit folgender Formel kann es nach jedem Üben diese Empfindung verdeutlichen und vertiefen. Sprechen Sie ihm beim nächsten Üben diese zusammenfassende Formel der Schwere-Übung vor, die es in Gedanken wieder fünf- bis siebenmal wiederholt:

Mein Körper ist angenehm schwer

Geben Sie Ihrem Kind wieder Zeit, die angenehme, wohlige Schwere seines ganzen Körpers zu genießen und sich fallen zu lassen in eine entspannende Gelöstheit.
Nach etwa 1 bis 2 Minuten beschließt Ihr Kind die Schwere-Übung mit der im Stillen wiederholten Ruhe-Formel:

Ich bin (ganz) ruhig und gelöst

Danach macht Ihr Kind die Rücknahme.
Erfrischt und entspannt kann es Ihnen nun seine Schwere-Erlebnisse schildern.

Wichtig

Lassen Sie sich von der Ausführlichkeit der Schwere-Übung nicht verwirren. Kindern hilft es sehr, sich der Schwere und Entspannung Schritt für Schritt bewußt zu werden. Erwachsene abstrahieren sehr viel schneller und empfinden daher meist schon nach kurzer Einübung mit einer einzigen Formel (»Schwere«) die Schwere im ganzen Körper.

Meist genügt es, wenn sich das Kind oder der Jugendliche drei- bis viermal jede dieser Schwereformeln still im Innern vorsagt. Oftmals treten schon beim ersten Denken an die Schwereformel Schwere, Ruhe und Entspannung sehr schnell ein.

Die Generalisierung

Ausbreitung der Schwere

Die Ausbreitung der Schwere über andere Körperteile oder Körperbereiche, ohne daß diese in der Schwere-Formel gesprochen oder gedacht wurden, wird im Autogenen Training Generalisierung genannt. Dabei kann die Schwereausbreitung, von Kind zu Kind unterschiedlich, horizontal oder vertikal verlaufen.

Beim *Quertyp* (Horizontaltyp), der meiner Beobachtung nach häufiger zu finden ist, geht die Schwere-Empfindung geradezu automatisch und problemlos von dem einen auf den anderen Arm über. Er lernt also zuerst, seine beiden Arme und danach Nacken und Schultern zu entspannen, bevor er sich auf die Entspannung seiner Beine und Füße konzentriert.

Quertyp oder Längstyp

Beim selteneren *Längstyp* (Vertikaltyp) breitet sich die Schwere-Empfindung ebenso problemlos und automatisch von seinem Gebrauchsarm zunächst auf das gleichseitige Bein und den gleichseitigen Fuß aus, danach auf das andere Bein und den anderen Fuß. Er lernt also, nach dem Gebrauchsarm seine Beine und Füße zu entspannen, bevor er sich auf die Entspannung des anderen Armes, der Schultern und des Nackens konzentrieren kann.

Beiden Typen ist gemeinsam, daß sie ihr Gesicht zuletzt entspannen.

Mögliche Anfangs-schwierigkeiten

Ungewohnte Empfindungen in den Beinen

Es kann vorkommen, daß Ihr Kind die Schwere-Übung zunächst als unangenehm empfindet. Wenn es berichtet, daß sich seine Beine ungewohnt schwer anfühlen, oder es sie als taub, geschwollen oder plump wahrgenommen hat, können Sie ihm folgendes erklären: »Alles, was du während der Übungen fühlst, ist dir ungewohnt, aber diese Empfindungen sind ganz normal. Sie zeigen, daß du dich in der Schwere-Übung sehr gut entspannt hast. Neu daran ist nur, daß dir jetzt durch das Üben diese Entspannung als Körperempfindung bewußt wird. Auch schon bevor du mit dem Autogenen Training begonnen hast, hat sich dein Körper in Ruhe entspannt, hat zum Beispiel kurz vor dem Einschlafen Arme und Beine warm und schwer werden lassen, ohne daß du es in allen Bereichen deines Körpers gespürt hast. Aber in der Konzentration auf das Ruhe- und Schwere-Empfinden in den einzelnen Körperteilen nimmst du diese Gefühle bewußt wahr. Du hast sicher auch bemerkt, daß diese Empfindungen sich schnell wieder aufgelöst haben. Wichtig*

Versuchen Sie herauszufinden, was Ihr Kind beunruhigt

ist, daß du dir mit der Schwere-Formel das Wort ›angenehm‹ einprägst, dann werden diese Empfindungen sich rasch auflösen in ein angenehmes, erholsames Schwere-Gefühl.«

Der Arm zuckt

Dies ist ebenfalls ein deutliches Zeichen der muskulären Entspannung und ganz normal. Sie können erklären: *»Muskelzuckungen zeigen dir, daß du auf dem richtigen Weg in die Schwere-Empfindung bist. Vielleicht erinnerst du dich daran, schon einmal kurz vor dem Einschlafen ein Zucken in Armen oder Beinen gespürt zu haben, wenn du sehr müde zu Bett gegangen bist.«*

Arme und Beine werden warm

Mit der muskulären Entspannung kann ein vorzeitiges Wärme-Gefühl auftreten. Sie können erklären: *»Es ist besser, wenn du während der Schwere-Übung die Wärme nicht beachtest, sondern dich weiter auf das Schwere-Empfinden konzentrierst. Um dir das Erlernen des Autogenen Trainings leichter zu machen, solltest du die Übungen nicht vermischen, sondern sie einzeln, voneinander getrennt erlernen.«*

Statt eines Schweregefühls tritt ein Schwebe- oder Leichtigkeitsgefühl auf

Bei Kindern kommt es häufig vor, daß sich beim Erlernen der Schwere-Übung das Gefühl einstellt, leicht abzuheben (wie beim Auftrieb im Wasser), oder sie meinen, mit dem Rücken auf dem Wasser zu schwimmen. Das ist nicht ungewöhnlich, sondern normal. Die Empfindung von Leichtigkeit oder von Schwere stellt nur die unterschiedliche Wahrnehmung desselben entspannten Zustandes dar. Sie können erklären: *»Es kommt nicht unbedingt darauf an, schwer zu werden. Wichtig ist, daß du in der Schwere-Übung immer wieder denselben Zustand erreichst, in dem du dich wohlfühlst und entspannen kannst.«*

Leichter Schwindel und Benommenheit nach der Übung

Der Grund dafür kann zum einen eine unzureichende Rücknahme oder die Rücknahme in der falschen Reihenfolge sein. Zum anderen kann eine leichte, nicht unangenehme Benommenheit nach der Übung bestehen bleiben, wenn zu lange geübt wurde, zu Beginn zum Beispiel länger als fünf Minuten. Sie können erklären: *»Um wieder ganz wach zu werden, kannst du dich auch ausgiebig räkeln und strecken und deine Benommenheit ausgähnen.«*

Muskelkater nach der Übung

Muskelkater ist ein Zeichen dafür, daß Ihr Kind sich zu aktiv, zu angestrengt darum bemüht hat, seine Arme und Beine schwer werden zu lassen. Statt sich zu entspannen, hat es mit dieser Anstrengung verstärkt Spannung erzeugt. Sie können erklären: *»Du kannst dich nicht entspannen, wenn du deine Arme und Beine bewußt schwer machst. Konzentriere dich nur auf die Vorstellung, daß deine Arme und Beine immer schwerer werden. Du brauchst nichts sonst dafür zu tun.«*

Das Schweregefühl stellt sich nicht ein

Es ist möglich, daß Ihr Kind die Schwerevorstellung aus welchen Gründen auch immer ablehnt.
Versuchen Sie, in einem einfühlsamen Gespräch mit Ihrem Kind diese Blockade aufzulösen.

Gehen Sie einfühlsam auf die Schilderungen ihres Kindes ein

Gehen Sie dabei behutsam vor, drängen Sie Ihr Kind nicht zu irgendwelchen Erklärungen, sondern lassen Sie es von seinen Empfindungen während der Übung berichten. Fragen Sie nach Ängsten oder angstmachenden Erlebnissen.

Bei der nächsten Übung lassen Sie die Schwere-Übung weg und gehen von der Ruhe-Übung gleich zur Wärme-Übung (→ Seite 53) weiter. Treten auch dabei trotz regelmäßigen Übens Probleme mit der Wärme-Empfindung auf, sollten Sie einen mit dem Autogenen Training vertrauten Psychotherapeuten um Rat fragen.

Fragen Sie einen Psychotherapeuten um Rat

Bitte beachten Sie

Werden Sie nicht ungeduldig, wenn Ihr Kind Ihnen erzählt, daß es ihm schwergefallen ist, die Konzentration gelassen auf seinen Armen, dem Nacken-Schulter-Bereich, auf seinen Beinen und seinem Gesicht zu halten. Lassen Sie sich schildern, wo zuerst die Schwere in seinen Armen und Beinen aufgetreten ist. Das wird das Körperbewußtsein Ihres Kindes schulen und ihm helfen, während der weiteren Übungen mit jedem dieser Körperteile einen echten Kontakt herzustellen und sich in den jeweiligen Bereich, wenn auch nur kurz, einzufühlen.

Diese Aussprache kann für Sie beide sehr wichtig sein; Sie können auch in diesem Gespräch viel voneinander erfahren, sich besser kennenlernen.

Der Zeitaufwand

Ihr Kind wird, wenn es regelmäßig übt, nicht länger als zwei bis drei Wochen benötigen, um die einzelnen Schritte der Schwere-Übung zu erlernen. Die Entspannung des gesamten Armbereichs und des gesamten Beinbereichs tritt häufig mit einem Mal auf.

Die Gesichtsentspannung wird von allen Kindern immer wieder als überaus angenehm beschrieben und macht nur in den seltensten Fällen Schwierigkeiten.

Das Ziel der Schwere-Übung ist die Generalisierung (→ Seite 49), die Ausbreitung der Schwere auf alle Bereiche des Körpers. Sie stellt sich nach einigem Üben meist von selbst ein, oft schon, bevor mit den

einzelnen Schwere-Formeln geübt wurde. Das hängt vor allem mit den einführenden Spielen zusammen, die dem Körper deutlich zeigen, wo das Ziel dieser Übung liegt.
Von Kindern und Jugendlichen wird das Schweregefühl fast immer spontan als angenehm empfunden.

Ablauf der Schwere-Übung

- Bequeme Haltung einnehmen
- Die Augen schließen
- Ruhig ein- und ausatmen – in den Körper einspüren

- Ruheformel:
Ich bin (ganz) ruhig und gelöst

- Schwereformeln:
Mein rechter (linker) Arm ist angenehm schwer
Meine Arme sind angenehm schwer
Mein Nacken und meine Schultern sind angenehm schwer
Meine Beine und Füße sind angenehm schwer
Mein Gesicht ist angenehm schwer
Mein Körper ist angenehm schwer

- Ruheformel:
Ich bin (ganz) ruhig und gelöst

- Rücknahme

Dauer der Übung: 3 bis maximal 4 Minuten

Die Wärme-Übung

Die Wärme-Übung ist die dritte und letzte Grundübung des Autogenen Trainings für Kinder. Das damit erzeugte Wärme-Gefühl ist wie das Schwere-Gefühl ein deutliches Entspannungszeichen des Körpers. Schwere und Wärme stellen sich bei jeglicher tiefen Entspannung ein. Bei der Wärme-Übung lernt das Kind, sich auf die Wärme-Empfindung in bestimmten Körperteilen zu konzentrieren, genauso wie es sich bei der Schwere-Übung auf die Schwere-Empfindungen seines Körpers konzentrierte. Mit der Konzentration auf Wärme wird das Wärme-Empfinden verstärkt und damit die Entspannung vertieft.

Wärme – Entspannungszeichen des Körpers

Die Generalisierung der Wärme

Hat Ihr Kind die Schwere-Übung gut eingeübt, braucht es bei der Wärme-Übung nicht mehr schrittweise erst mit dem rechten beziehungsweise dem linken Arm und dann erst mit beiden Armen zu üben, sondern kann mit beiden Armen beginnen. Der kindliche Organismus hat mit der ihm eigenen physiologischen Intelligenz bereits bei der Schwere-Konzentration die Generalisierung (→ Seite 49) gelernt und kann nun auch die Wärme über ganze Bereiche generalisieren.

Das Ziel der Wärme-Übung Manche Kinder lernen die Generalisierung derart schnell, daß sie bei der Wärme-Übung sofort ihren gesamten Körper als von wohliger Wärme durchströmt empfinden. Das ist das Ziel der Wärme-Übung.

Da aber nicht alle Kinder derart schnell generalisieren, ist es sinnvoll, auch beim Erlernen der Wärmeformel schrittweise vorzugehen. Dazu kann das Kind sich beim stillen innerlichen Nachsprechen der Wärmeformel vorstellen, daß es auf einer Wiese in der Sonne liegt, oder im weichen warmen Sand an einem sonnigen Strand, wie in der Phantasiereise (→ Seite 57).

Hilfreich kann auch die Vorstellung sein, daß beim Ausatmen durch das Entspannen des Brustkorbs ein Strom von Wärme durch Arme oder Beine fließt.

Wenn Ihrem Kind die Wärme-Konzentration gelingt, wenn es mit Hilfe der Formeln die Wärme-Empfindung in seinem ganzen Körper auslöst, kann es die Wärme-Übung direkt an die Schwere-Übung anschließen.

Was die Wärme-Übung bewirkt

Unabhängig von der ihn umgebenden Temperatur hält der menschliche Körper seine normale Innentemperatur konstant bei 36 bis 37 °C. Schwankungen der Außentemperatur werden über Nervenleitungen an die Steuerzentrale (Hypothalamus) im Gehirn gemeldet, die unter anderem für die Wärmeregulation des Körpers zuständig ist. Dort werden die Impulse zu ausgleichenden Aktionen ausgelöst.

Ein Kältereiz bewirkt eine Erhöhung des Muskeltonus (Muskelspannung), die Blutgefäße verengen sich, die Wärmeabgabe über die Haut wird verringert. Gleichzeitig wird über Stoffwechselvorgänge vermehrt Wärme im Körper gebildet. Bei steigenden Temperaturen verringert sich der Muskeltonus, die Blutgefäße weiten sich, vom Blutstrom wird verstärkt Wärme bis unter die Hautoberfläche transportiert und von dort an die Außenluft abgegeben. Gleichzeitig wird die Wärmebildung im Körper vermindert.

Wenn nun beispielsweise durch Schulstreß oder andere seelische Spannungen der Muskeltonus ständig erhöht ist, findet

Unser Körper reagiert wie ein Thermostat auf Kälte- und Wärmereize

infolge des verlangsamten Blutstromes nur ein unzureichender Wärmetransport im Körper statt. Hände und Füße werden kalt.

Klagt Ihr Kind häufig über kalte Füße und kalte Hände, kann es mit Hilfe der tiefen Entspannung bei der Wärme-Übung erreichen, daß die Durchblutung der Haut angeregt und der Kreislauf dauerhaft gestärkt wird.

Neigt Ihr Kind darüber hinaus zu feuchten (nervösen und schweißigen) Händen und/oder Füßen, kann es mit der Wärme-Übung ebenfalls relativ schnell eine Normalisierung der Versorgung mit Körperwärme erreichen, wenn es der Wärmeformel den Zusatz anschließt:
Meine Hände (Füße) sind angenehm warm und trocken
Dazu kann Ihr Kind sich vorstellen, daß seine Handflächen trocken wie Schreibpapier sind.

Auch im akuten Fall, zum Beispiel bei starker Auskühlung nach dem Schlittenfahren, wird mit der Wärme-Übung eine bessere Durchblutung der Muskulatur und der direkt unter der Haut liegenden Gefäße erreicht und damit die gezielte Erwärmung des Körpers. Dazu kann die Wärme-Übung gleich nach der Ruhe-Übung durchgeführt

werden, das heißt, in diesem Fall sollte Ihr Kind die Schwere-Übung weglassen. Das Kind führt die Wärme-Übung etwa 5 Minuten lang durch und wird meist sofort nach der Übung den Wärme-Effekt deutlich spüren.

Bei guter Konzentration und nach einiger Übung ist es möglich, die Temperatur in bestimmten Körperbereichen, zum Beispiel in den Händen oder in den Füßen, um bis zu 2 Grad zu steigern.

Erwachsene, die schon als Kinder das Autogene Training erlernt haben, können sich in gewissen Grenzen mit der gezielt angewandten Wärme-Übung gegen eine zu starke Auskühlung des Körpers schützen. Dies verdeutlichte J. H. Schultz auf der Lindauer Psychotherapeutentagung (1954) am Beispiel eines Skiläufers, der zusammen mit zwei Freunden von einer Lawine erfaßt und in den Schneemassen verschüttet wurde. Dieser Mann beherrschte das Autogene Training schon seit seiner Jugendzeit. Tief unter dem Schnee vergraben, konnte er durch die Wärme-Konzentration die Durchblutung seiner Haut soweit aufrechterhalten, daß er als einziger keine Erfrierungen davontrug.

Vorbereiten auf die Wärme-Übung

Vor allem jüngere Kinder sollten lernen, die Wärme Schritt für Schritt in jeden einzelnen Körperteil zu konzentrieren und ihre wohltuende Wirkung zu spüren

Üben Sie in einem angenehm warmen Raum, und decken Sie Ihr Kind eventuell zu. In einem kühlen Raum wird es die Wärme-Übung nur schwer erlernen, sich nicht so tiefgreifend wie nötig entspannen können. Leiten Sie Ihr Kind bei der Wärme-Übung dazu an, seine Konzentration – wie bei der Schwere-Übung geübt – gelassen auf die verschiedenen Körperteile zu richten. Es braucht Zeit und Ruhe, um sich in seiner Vorstellung in Arme, Hände und Finger, Beine, Füße und Zehen zu begeben und diese angenehm warm werden zu lassen. Erst wenn ihm dies gelingt, ist es sinnvoll, zur generalisierten Formel überzuleiten:

Mein Körper ist angenehm warm

Für Kinder unter zwölf Jahren – Phantasiereise

Auch die Wirkung der Wärme-Übung läßt sich anhand von Beispielen verdeutlichen. Ist Ihr Kind jünger als zwölf Jahre, rufen Sie sich gemeinsam einen Wintertag ins Gedächtnis, an dem Sie lange mit dem Schlitten durch den Schnee gestapft sind, beim Skilaufen

waren oder einen Schneemann gebaut haben. Nach Hause zurückgekehrt, hat Ihr Kind erst in der Wärme gemerkt, wie kalt seine Hände und Füße waren. Vielleicht erinnert es sich jetzt an das wohlige Kribbeln, mit dem die Wärme sich wieder in seinem Körper ausbreitete. Bevor Sie zum Einüben der Wärme-Konzentration übergehen, bieten Sie Ihrem Kind an, auf einer kleinen Phantasiereise das Empfinden von Wärme zunächst passiv zu erleben.

Bewegen macht warm; das hilft Ihrem Kind, Wärme intensiv zu erleben

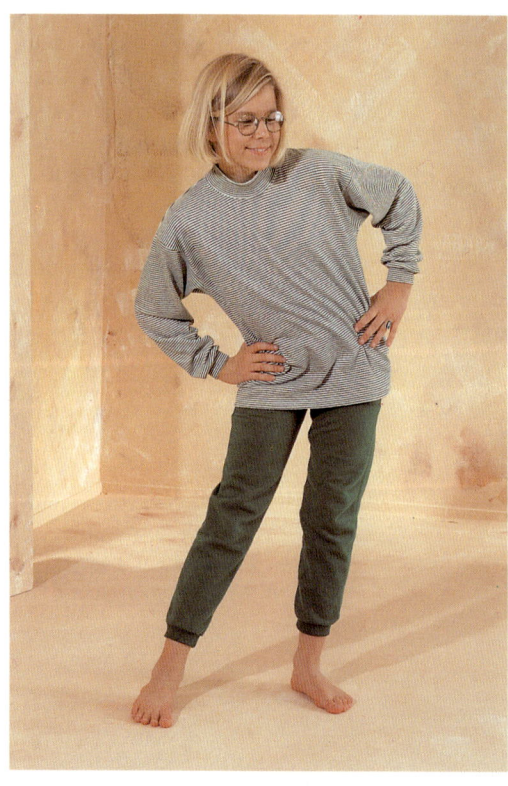

Hat Ihr Kind Lust dazu, lassen Sie es einige Lockerungsübungen machen wie Hüftkreisen, auf der Stelle hüpfen, seine Arme schwingen, die Beine ausschütteln, oder toben Sie einfach gemeinsam ein paar Minuten lang im Zimmer herum. Fordern Sie es danach auf, sich wie gewohnt in Rückenlage auf seine Decke zu legen, und decken Sie es liebevoll zu. Ihr Kind schließt die Augen und sagt in Gedanken einige Male die schon vertraute Ruheformel

Ich bin (ganz) ruhig und gelöst

und anschließend die Schwereformel

Mein Körper ist angenehm schwer

Nach etwa 2 Minuten, wenn Ihr Kind entspannt ist (→ Seite 30), lesen Sie ihm zum Einspüren den folgenden »Wärmetext« gut verständlich vor, nicht zu laut, mit leicht monotoner Stimme, etwa so, als ob Sie eine Einschlafgeschichte vorlesen würden. Wichtig ist dabei wieder, für diese Geschichte die Ich-Form zu wählen. Nehmen Sie sich Zeit dafür, konzentrieren Sie sich ganz auf den Inhalt der Geschichte. Die von Ihnen ausgehende Ruhe wirkt entspannungsfördernd auf Ihr Kind.

Ich liege angenehm gelöst am Strand. Die Sonne scheint warm, und ich spüre, wie sich eine tiefe Ruhe immer weiter in meinem Körper ausbreitet.
Diese Gelöstheit ist sehr angenehm und meine Arme werden völlig schwer. Meine Unterarme … meine Oberarme … völlig locker und schwer. Meine Schultern lockern sich und mein Nacken ebenso … Mein Gesicht lockert sich, meine Augen sind angenehm ruhig, meine Augenlider schwer. Ich fühle, wie sich meine Füße lockern. Ich spüre meine Fersen, meine Knöchel, meine Waden, die Unterschenkel und die Oberschenkel … alles ist völlig locker und angenehm schwer …

Mein ganzer Körper ist angenehm locker und schwer …

Ich fühle den warmen, weichen Sand an meiner Haut, mir ist warm, angenehm warm …

Ich fühle mich rundum wohl und spüre, wie die Sonne angenehm warm auf meinen Körper scheint. Ich spüre die Sonnenwärme auf meiner Haut – mein ganzer Körper wird warm. Ich spüre diese Wärme ganz deutlich in meinen Oberarmen … in meinen Unterarmen … in meinen beiden Händen … die sonnige Wärme wärmt mich bis in meine Fingerspitzen …

Phantasiereise in die Sonnenwärme

Der »Wär-
metext«
erleichtert
die Konzen-
tration auf
das Wärme-
empfinden

Nun strömt die Wärme in meine Beine. Sie strömt in meine Oberschenkel und von dort in meine Unterschenkel … meine Beine sind völlig gelöst und werden angenehm warm …

Ich empfinde die Wärme in meinen Füßen … sonnige Wärme bis in jede einzelne Zehe …

Mein ganzer Körper wird von einer angenehmen Wärme durchströmt, ich lasse mich treiben, immer mehr treiben in das Land tiefer Ruhe und Gelöstheit …

Ich fühle mich wohl, ganz locker und wohlig warm …

Ich spüre diese Wärme ganz deutlich, wohlige, sonnige Wärme …

Nun kehre ich in meine gewohnte Umgebung zurück. Ich fühle mich angenehm locker, wohlig warm …

Meine Augen sind geschlossen. Ich recke und strecke mich ausgiebig, mache mich so lang wie möglich und atme tief ein und lang wieder aus – das ist angenehm – ich fühle mich wohl.

Jetzt öffne ich meine Augen und bin ganz wach!

Bleiben Sie dann noch eine Weile mit Ihrem Kind an dem Übungsplatz sitzen und unterhalten Sie sich mit ihm darüber, wie es die Wärme-Erfahrung bei dieser Phantasiereise erlebt hat. Wenn es mag, kann es sein Erlebnis auch malen.

Denken Sie sich gemeinsam mit Ihrem Kind weitere Phantasiereisen aus.

Wenn Ihr Kind gerne badet, kann es vor der Wärme-Übung ein warmes Vollbad machen. Durch das warme Wasser entsteht ein Erinnerungsbild an den angenehm warmen Körper. Es ist wichtig, Ihrem Kind die Erfahrung zu vermitteln, daß tiefe Entspannung und ein ausgeprägtes Wärmegefühl eng miteinander verbunden sind.

Kinder über zwölf Jahre – Tanzen

Ältere Kinder können sich die Wärme-Empfindung auch über ausgelassenes Tanzen nach ihrer Lieblingsmusik verdeutlichen. Am besten machen Sie einfach mit, lassen sich ebenfalls von der Musik mitreißen. Wenn Ihnen beiden so richtig warm geworden ist, legt sich Ihr Kind auf seine Decke, schließt die Augen und wandert in Gedanken durch seinen Körper, um zu erforschen, in welchen Bereichen es die Wärme deutlich empfindet.

Nach drei bis fünf Minuten fordern Sie Ihr Kind auf, sich gründlich zu räkeln und zu strecken, tief durchzuatmen und die Augen zu öffnen. Sprechen Sie danach mit ihm über

Alles ist in Bewegung

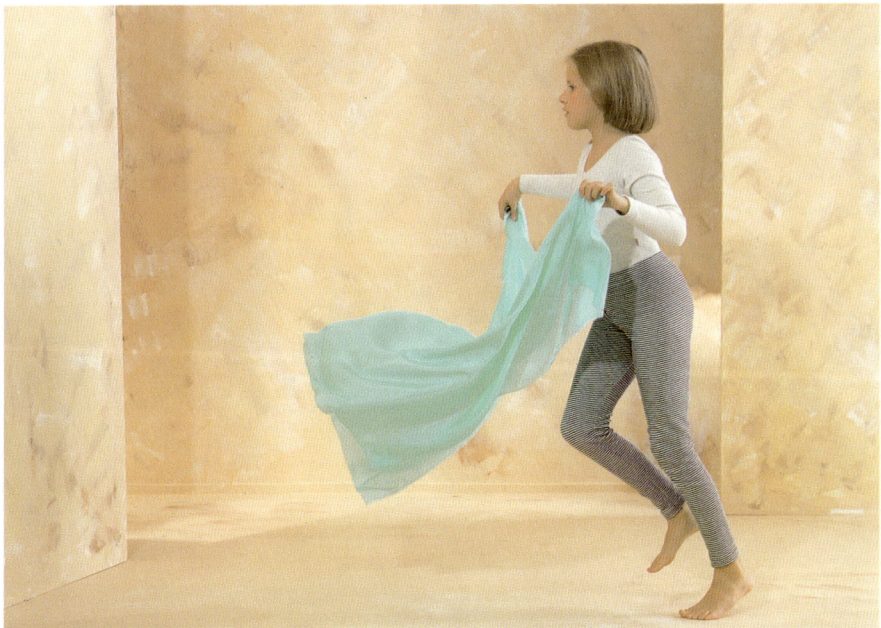

seine Empfindungen. Erklären Sie ihm, daß Kribbeln und Warmwerden Anzeichen dafür sind, daß sich die Muskeln entspannen und deshalb mehr Blut durch die Gefäße hindurchfließen kann. Und weil unser Blut warm ist (etwa 37 °C), strömt Wärme bis in die äußersten Bereiche des entspannten Körpers.

Kann Ihr Kind sich das Entstehen von Wärme in seinem Körper vorstellen, lassen Sie es ein Bild dazu malen, das Sie am Übungsplatz aufhängen. Nach dieser Vorbereitung können Sie nun zu der Wärme-Übung überleiten.

Die Wärme-Konzentration

Ihr Kind liegt in Rückenlage an seinem Ruheplatz, schließt die Augen und atmet tief ein und aus. Sprechen Sie ihm die Ruhe-Formel vor:

Ich bin (ganz) ruhig und gelöst

Ihr Kind wiederholt die Formel in Gedanken fünf- bis siebenmal. Wenn es sich entspannt hat, sprechen Sie ihm die Schwere-Formel vor, die es auch fünf- bis siebenmal in Gedanken wiederholt:

Mein Körper ist angenehm schwer

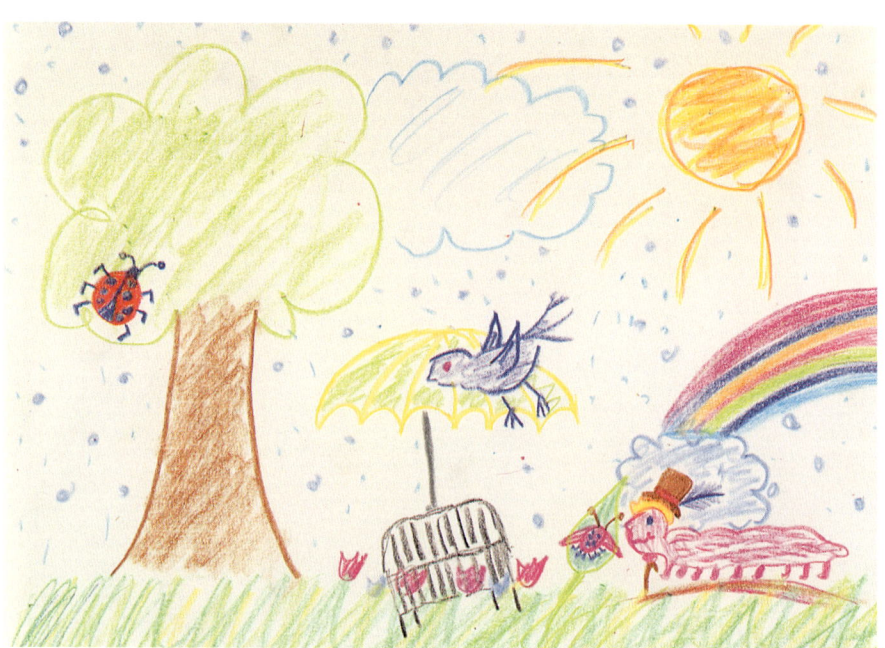

**Ordnung und
Harmonie
drückt das
Bild aus**

Leiten Sie die Konzentration Ihres Kindes dann in seinen Armbereich mit der Formel:

**Meine Arme strömen
angenehm warm**

Ihr Kind wiederholt auch diese Formel fünf- bis siebenmal in Gedanken.
Zum Abschluß sprechen Sie die Ruhe-Formel, die Ihr Kind ebenfalls wiederholt:
Ich bin ganz ruhig und gelöst
Lassen Sie ihm für das Empfinden der Wärme in den Armen 1 bis 2 Minuten Zeit; fordern Sie es dann zur Rücknahme auf.

Wenn Ihr Kind die Wärme-Konzentration im Bereich der Arme beherrscht, gehen Sie beim nächsten Üben zum Nacken-Schulter-Bereich über. Sprechen Sie wieder jede Formel vor:
**Ich bin (ganz) ruhig und
gelöst
Mein Körper ist angenehm
schwer
Meine Arme strömen angenehm warm**

**Mein Nacken und meine
Schultern strömen angenehm
warm**

Beschließen Sie die Übung mit der Formel:

**In den Übungen lernt
Ihr Kind, die
Wärme in
jedem Körperbereich
deutlich zu
empfinden**

Ich bin ganz ruhig und gelöst
Ihr Kind wiederholt jede Formel fünf- bis siebenmal in Gedanken.
Nach 1 bis 2 Minuten fordern Sie es zur Rücknahme auf.

Gelingt Ihrem Kind die Wärme-Konzentration im Nacken-Schulter-Bereich, leiten Sie es beim nächsten Üben durch Vorsprechen der Formeln über die Ruhe- und die Schwere-Übung zur Wärme-Empfindung in den Beinen und Füßen an:
Ich bin (ganz) ruhig und gelöst
Mein Körper ist angenehm schwer
Meine Arme strömen angenehm warm
Mein Nacken und meine Schultern strömen angenehm warm

Meine Beine und Füße strömen angenehm warm

Zum Abschluß der Übung sprechen Sie Ihrem Kind die endgültige Wärme-Formel für das Wärme Empfinden im ganzen Körper vor:

Die endgültige Wärme-Formel

Mein Körper strömt angenehm warm

Ihr Kind wiederholt jede Formel in Gedanken fünf- bis sieben-

mal und beschließt die Übung mit der Ruhe-Formel:
Ich bin ganz ruhig und gelöst
Lassen Sie ihm für das wohlige Empfinden der Körperwärme noch 1 bis 2 Minuten Zeit, und fordern Sie es dann zur Rücknahme auf.

■ Die Reihenfolge bei der Konzentration des Wärme-Empfindens ist nicht festgelegt. Spürt Ihr Kind die Wärme in Beinen und Füßen deutlicher als in Armen und Händen, beginnen Sie mit dem Beinbereich, um danach zu den Armen und Händen überzugehen.

Wichtig

Mögliche Anfangsschwierigkeiten

Die Wärme-Übung will nicht gelingen

Macht Ihr Kind beim Erlernen der Wärme-Übung nur sehr langsam Fortschritte, können Wechselbäder, vor der Übung durchgeführt, Abhilfe bringen.

▶ Füllen Sie ein Gefäß, in das Ihr Kind seine Unterarme bis über die Ellenbogen tauchen kann, mit kaltem Wasser (höchstens 18 °C), und ein gleich großes mit warmem Was-

Wechselarmbad

ser (36 bis 38 °C). Ihr Kind badet seine Arme oder Füße etwa 1 Minute lang in dem warmem Wasser und taucht sie danach kurz (2 bis 3 Sekunden lang) in das kalte Wasser.
Dieses Wechselbad wird drei- bis fünfmal wiederholt und mit dem kalten Bad abgeschlossen.

■ Das Wechselarmbad wirkt durchblutungsfördernd und erzeugt eine wohltuende Wärme. Der Körper wird auf die anschließende Wärme-Übung gut vorbereitet. Dieser Vorgang kann als Erinnerungsbild dem Kind die Wärme-Konzentration erleichtern.

Wenn Ihr Kind die Ruhe- und die Schwere-Übung beherrscht, kann es auf die Wärme-Übung verzichten Es kommt aber auch vor, daß Kinder trotz sorgsamen Übens die Wärme-Konzentration nur unzureichend erlernen. Das ist kein Grund zur Beunruhigung. Genauso, wie manche Kinder von der Ruhe-Konzentration gleich zur Wärme-Konzentration übergehen, weil sie die Schwere-Übung nicht so recht erlernen, gelingt es anderen nicht, die Wärme-Übung zu erlernen. Sie bleiben nach der Ruhe-Konzentration in der Schwere-Konzentration und gelangen auch so zur vollkommenen Entspannung.

Arme und/oder Beine werden erst nach der Wärme-Übung warm

Das liegt daran, daß die Gefäße erst darauf trainiert werden müssen, mit Hilfe der gedachten Wärme-Formeln und der Konzentration auf den vorgestellten Idealzustand zu reagieren.
Mit weiterer Übungspraxis wird sich dieser Effekt immer mehr abschwächen, bis sich während der Übung problemlos ein deutliches Wärmegefühl einstellt.

Arme und/oder Beine werden unangenehm warm

Lassen Sie sich von Ihrem Kind die Wärmeformel vorsagen und überprüfen Sie, ob das Wort »angenehm« auch wirklich darin vorkommt, und ob das Kind es mit »angenehmer« Betonung einsetzt.
Möglicherweise gibt es aber auch einen ganz einfachen Grund dafür, daß Ihr Kind die Wärme als unangenehm empfindet, nämlich eine zu hohe Raumtemperatur. Nehmen Sie es in Ihr gemeinsames Vorbereitungs-Ritual auf, vor dem Üben zu lüften und für eine angenehme Raumtemperatur zu sorgen.

Der Zeitaufwand

Um die Wärme-Übung gut zu erlernen, braucht Ihr Kind sicherlich nicht länger als zwei Wochen. Je besser es die Ruhe- und die Schwere-Übungen beherrscht, desto schneller wird es die Wärme-Übung erlernen. Bei manchen Kindern tritt die Wärme-Empfindung schon beim Erlernen der Schwere-Übung spontan auf (→ Seite 50). Sollte Ihr Kind dennoch nach zwei Wochen regelmäßigen Übens mit der Wärme-Empfindung Schwierigkeiten haben, machen Sie mit ihm fünf Tage hintereinander jeweils einmal die empfohlene Phantasiereise (→ Seite 42). Zusätzlich sollte es zweimal pro Tag, je nach Alter selbständig oder mit Ihnen gemeinsam, die Grundübungen des Autogenen Trainings üben. Danach wird es wahrscheinlich die Wärme-Übung beherrschen.

Die Phantasiereise kann helfen

Hat Ihr Kind Schwierigkeiten, alle Formeln zu behalten, dann lassen Sie es diese Formeln (einschließlich seiner problemlösenden) aufschreiben, sie bunt ausmalen und lustig gestalten. Dieses Werk kann es dann vor jeder Übungssitzung anschauen und vielleicht jedesmal daran ein wenig weitermallen oder weiterzeichnen.

Kurzschlaf mit Autogenem Training

Die Übungen der Grundstufe des Autogenen Trainings für Kinder können auch zur Förderung des Kurzschlafs genutzt werden. Dazu muß Ihr Kind allerdings alle drei Übungen – Ruhe(Entspannungs)-Übung, Schwere-Übung, Wärme-Übung – gut beherrschen.

Als Ersatz für den Mittagsschlaf beispielsweise dehnt Ihr Kind die Übungszeit auf maximal 10 Minuten (minimal 5 Minuten) aus und kehrt auch danach durch eine energische Rücknahme zurück in sein normales Tagesbewußtsein.

So genutzt, hat das Autogene Training den Erholungswert eines etwa einstündigen Mittagsschlafs.

Ersatz für den Mittagsschlaf

Ablauf der Wärme-Übung

– gleichzeitig das ausführliche Schema der Grundstufe

● Bequeme Haltung einnehmen (liegen oder sitzen)
● Die Augen schließen
● Ruhig ein- und ausatmen; in den Körper einspüren

● Ruheformel:
Ich bin (ganz) ruhig und gelöst

● Schwereformeln:
Meine Arme sind angenehm schwer
Mein Nacken und meine Schultern sind angenehm schwer
Meine Beine und Füße sind angenehm schwer
Mein Gesicht ist völlig ruhig und gelöst
Mein Körper ist angenehm schwer

● Wärmeformeln:
Meine Arme strömen angenehm warm
Mein Nacken und meine Schultern strömen angenehm warm
Meine Beine und Füße strömen angenehm warm
Mein Körper strömt angenehm warm

● Ruheformel:
Ich bin ganz ruhig und gelöst

● Rücknahme

Dauer der Übung: 3 bis maximal 5 Minuten.

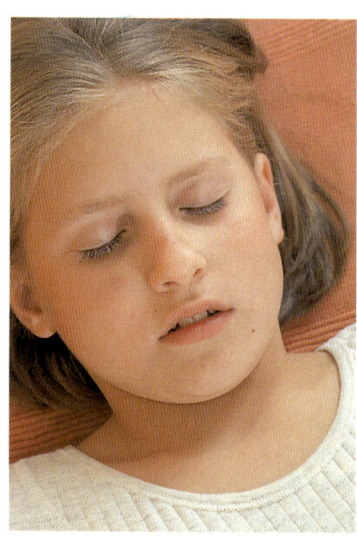

Ruhig und gelöst gelangt das Kind in die tiefe Entspannung

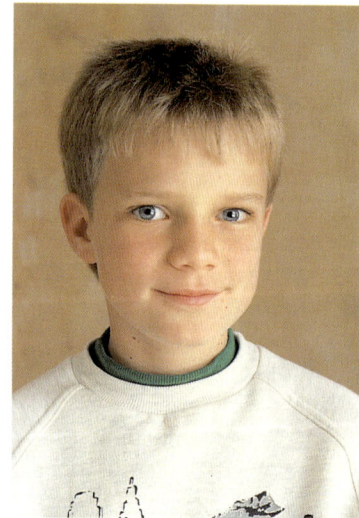

Erholt und mit klarem Blick geht es nach der Rücknahme zu seinen Aktivitäten über

Üben nach verkürztem Grundschema

Wenn Ihr Kind das Autogene Training nach dem ausführlichen Schema einige Zeit (etwa einen Monat) erfolgreich geübt hat, können die Formeln für das weitere tägliche Üben zu folgendem Grundschema, das danach nicht mehr verändert werden soll, verkürzt werden:

Das verkürzte Grundschema

● Bequeme Haltung einnehmen (liegen oder sitzen)
● Die Augen schließen
● Ruhig ein- und ausatmen; in den Körper einspüren

● Ruheformel:
Ich bin (ganz) ruhig und gelöst

● Schwereformel:
Mein Körper ist angenehm schwer

● Wärmeformel:
Mein Körper ist angenehm warm

● Ruheformel:
Ich bin (ganz) ruhig und gelöst

● Rücknahme

Dauer der Übung: 2 bis maximal 5 Minuten; als Kurzschlaf maximal 10 Minuten.

Weitere Übungen des Autogenen Trainings

Über die vorgestellten Grundübungen hinaus gibt es im Autogenen Training nach Schultz die Organ-Übungen und die Atem-Übung. Diese Übungen eignen sich jedoch nicht für Kinder, weil zum einen das kindliche Verständnis für die dafür notwendigen Anleitungen überfordert würde, und es zum anderen keine Kontrollmöglichkeit gibt, um falsches Üben zu vermeiden. Erwachsene, die diese Übungen beherrschen, können damit positiven Einfluß auf die Funktionen von Herz und Lunge nehmen. Kindliche Neugier aber könnte zu Experimenten verführen, die sich möglicherweise gesundheitsgefährdend auf den kindlichen Organismus auswirken.

Beherrscht ein Kind die drei Grundübungen des Autogenen Trainings, hat es damit ausreichende Möglichkeiten, um sich regelmäßig und bei Bedarf körperlich und geistig-seelisch zu entspannen. Die Atem-Übung und die Organ-Übungen kann es sich als Erwachsener immer noch schnell und problemlos aneignen.

Organ- und Atem-Übung – nicht für Kinder

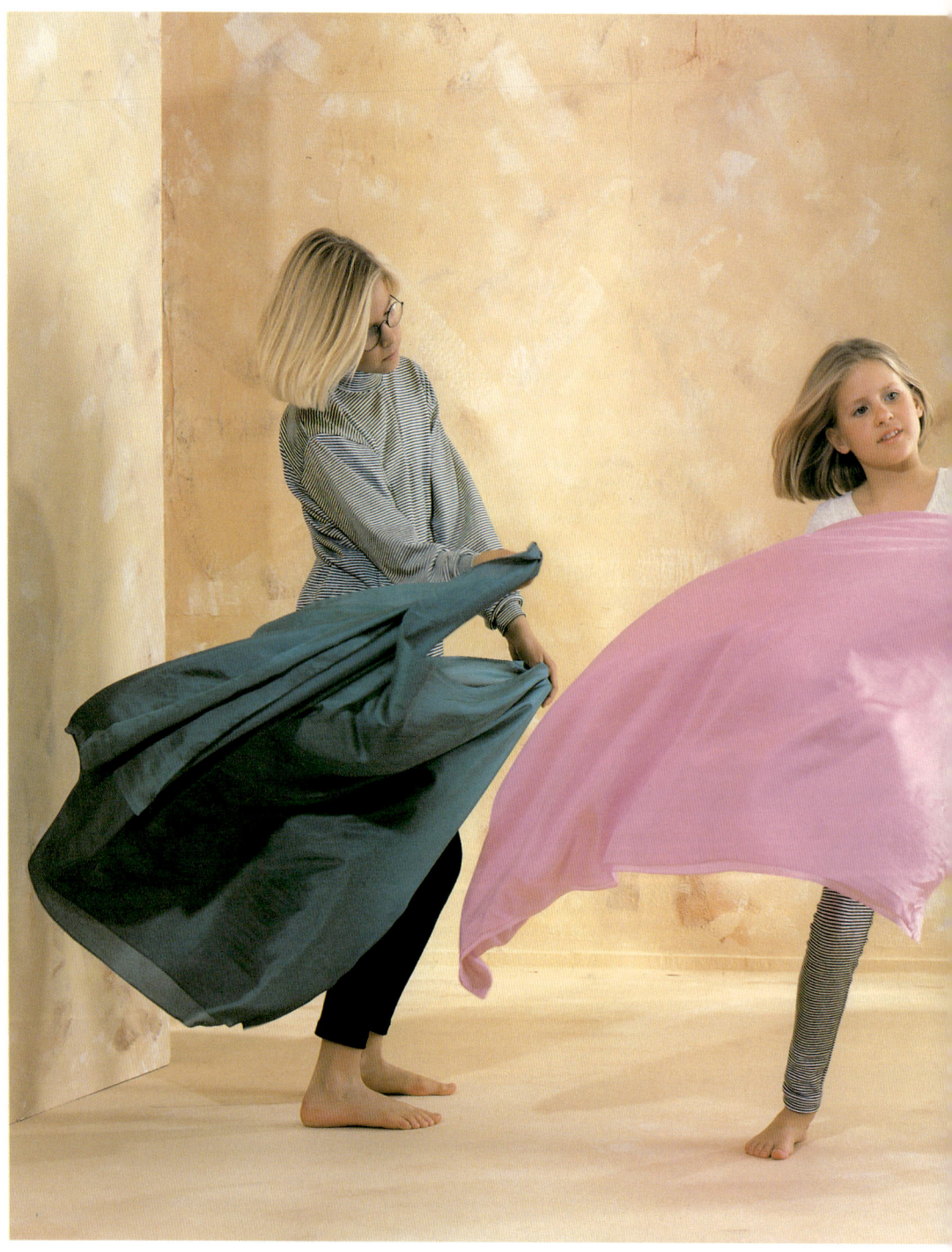

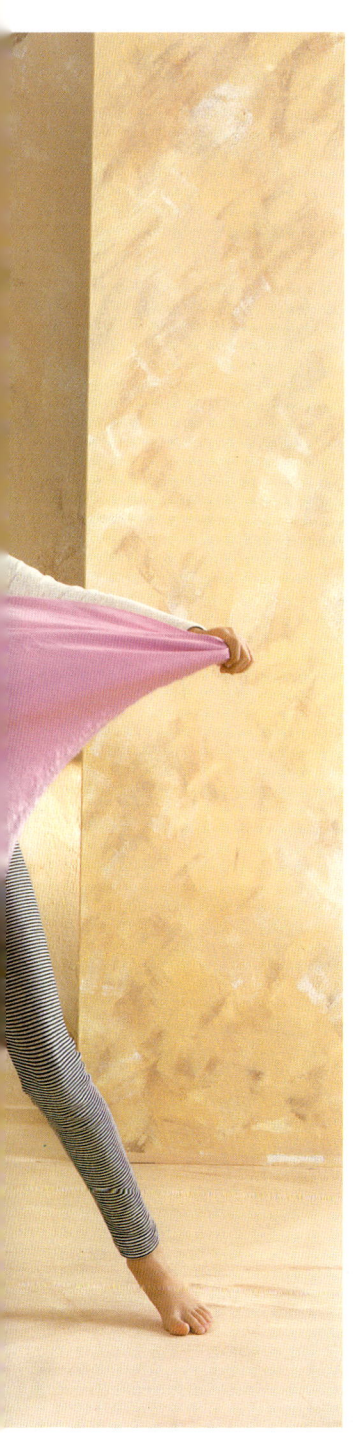

Autogenes Training in der Oberstufe

In der Oberstufe des Autogenen Trainings lernt Ihr Kind, neue Verhaltensweisen in ungewohnten Situationen auszuprobieren. Mit Hilfe von formelhaften Vorsätzen oder inneren Bildern kann es sich zum Beispiel auf Veränderungen im Schulalltag vorbereiten. Es kann Angewohnheiten, die es selbst stören, allmählich ablegen, und es kann seine kreativen Anlagen fördern.

Phantasie und Kreativität fördern

»Die Welt wird nicht geschaffen von Gott, nicht von der Umgebung, von den ökonomischen Bedingungen, sondern allein durch die Einbildungskraft des Menschen.«
Oskar Kokoschka

Das Autogene Training für Kinder erschöpft sich keineswegs in der Ruhe-, Schwere- und Wärme-Übung, die in die tiefe Entspannung führen. Vielmehr bilden die in diesem Buch vermittelten drei Grundübungen eine Basis für das Erlernen der Fähigkeit, Verhaltensweisen, die aus geistig-seelischen Belastungen entstehen, zielgerichtet zu verändern, aus eigener Kraft sein Leben zu bestimmen und zu gestalten. In der Oberstufe des Autogenen Trainings für Kinder geht es hauptsächlich um die Förderung von Phantasie und Kreativität des Kindes. Wie der Schweizer Entwicklungspsychologe Jean Piaget (1896–1980) herausfand, ist gerade die magische Phase der Kindheit eine der wichtigsten Stufen in der Entwicklungsgeschichte eines Menschen. In dieser Zeit lernt er, mit Spannungen umzugehen, die durch starke Gefühlsregungen negativer, aber auch positiver Art erzeugt werden.

In der Kindheit werden die Weichen für unseren Lebensweg gestellt

Alle neueren Untersuchungen ergaben übereinstimmend, daß im Zeitalter des Fernsehens und der Computerspiele infolge des Überangebots der bis ins kleinste vorgefertigten Bilder die Phantasie des Kindes verkümmert. Da sie aber für die geistig-seelische Entwicklung des Menschen lebenswichtig ist, muß die Phantasie heute trainiert und gefördert werden. Es gilt, den Kindern unserer Zeit die Erfahrung zu vermitteln, daß sich die Abenteuer im Kopf abspielen und nicht auf dem Bildschirm.

Vorsätze und Visualisierungen

Wir haben die Möglichkeit, entweder in Worten oder in Bildern zu denken. Wenn wir Vorsatzformeln bilden, denken wir in Worten, Visualisierungen erzeugen wir über das Denken in Bildern.

Leitsatz,
Leitbild

Während die Vorsatzformel einen sprachlichen Leitsatz darstellt, ist die Visualisierung als ein visuelles (optisches) Leitbild anzusehen. Der Schweizer Psychologe Carl Gustav Jung (1875–1961) verglich die Vorsatzbildung mit einem Scheinwerfer, dessen Lichtkegel als Wahrnehmungsfeld zwar eingeengt ist, der dadurch aber das vorhandene Ziel um so deutlicher sichtbar macht. Moderne Autoren haben die formelhafte Vorsatzbildung des Autogenen Trainings mit Wandsprüchen oder gar Werbeslogans verglichen.

Ob Sie mit Ihrem Kind mit Vorsatzformeln, Visualisierungen oder mit der Verbindung von beiden arbeiten, hängt davon ab, ob es besser auf Sprache anspricht oder auf Bilder.

Kinder, die mehr auf die Sprache ansprechen, reden meist während des Spiels mit sich selbst. Ihnen fällt das Arbeiten mit einer Vorsatzformel leichter. Oftmals konnten diese Kinder bereits sprechen, bevor es ihnen gelang, aufrecht zu laufen. Kinder, die eher bildhaft denken, malen meist gerne und finden auch die Visualisierung einfacher.

Ob Ihr Kind besser in Worten oder in Bildern denken kann, hängt davon ab, ob bei ihm die linke Gehirnhälfte mit ihrer analytisch verbalen Funktion dominiert, oder seine rechte, in der das visuelle Denken stattfindet. Damit Ihr Kind sein Leben aus seinem vollen Potential heraus selbständig gestalten kann, sollte es lernen, mit beiden Gehirnhälften seine Umwelt wahrzunehmen und auf sie zu reagieren. Das bedeutet, daß es beide Gehirnhälften aktivieren muß, wenn es einen Vorsatz so wirksam wie möglich verankern und umsetzen möchte.

Allerdings sollten Sie mit Ihrem Kind nur dann mit Vorsatzformeln (auch Leitsätze genannt) und Visualisierungen arbeiten, wenn es die Grundübungen des Autogenen Trainings sicher beherrscht. Es muß fähig sein, die autogene Umschaltung in kürzester Zeit zu vollziehen. Das heißt, es sollte sich schnell und problemlos binnen weniger Minuten in eine tiefe Entspannung versetzen können und sich dabei angenehm schwer und warm fühlen. Zudem sollte Ihr Kind in der Lage sein, ungestört bis zu zehn Minuten in der tiefen Entspannung des Autogenen Trainings zu verharren, bevor es sich den Übungen der Oberstufe zuwendet.

Die Grundübungen müssen sicher beherrscht werden

Wichtig

Ein Kind braucht ausreichend Zeit, um die Grundübungen des Autogenen Trainings zu erlernen. Es muß diese Übungen sicher beherrschen, bevor es mit Vorsatzformel und Visualisierungen beginnen kann.

Zu frühes Arbeiten mit den Übungen der Oberstufe führt bei Kindern dazu, daß sie weder die Grundübungen des Autogenen Trainings gut erlernen, noch den wirksamen Umgang mit Vorsatzformeln und Visualisierungen. Daraus entsteht dann die frustrierende Situation, daß weder die Vorsatzformeln noch die Visualisierungen deutlich wirken und das Kind kein Vertrauen in die Wirkung des Autogenen Trainings entwickelt. Gerade Kinder aber brauchen möglichst schnell und überzeugend erlebbare Ergebnisse zur Aufrechterhaltung ihrer Motivation, sie verlieren sonst schnell die Lust an einer Sache.

Bereits sechs- bis zehnjährige Kinder können mit Vorsatzformeln und Visualisierungen sehr gute Erfolge erzielen. Da Kinder dieser Altersgruppe noch nicht die Schwere- und Wärme-Übung durchführen, kann mit ihnen bereits nach vier- bis fünfwöchigem Arbeiten mit der Ruhe-Übung – also sobald sie diese Übung beherrschen – mit der Bildung und Anwendung der Vorsatzformeln oder Visualisierungen begonnen werden.

Was damit erreicht werden kann

Schon bei den Grundübungen des Autogenen Trainings wurden formelhafte Vorsätze und Visualisierungen angewandt, ohne als solche benannt worden zu sein. Ihr Kind hat zum Beispiel gelernt, über das Denken oder innere Vorsprechen der Schwereformel »Meine Arme sind angenehm schwer« zu einem Schweregefühl in den Armen zu kommen. Beim Erlernen der Ruhe-Übung hat es während der Phantasiereise bereits innere Bilder visualisiert. Es weiß also schon, wie es mit Hilfe einer Formel oder der Vorstellung eines Bildes einen Zustand oder eine Verhaltensweise verändern kann.

Wenn Sie nun mit dem Autogenen Training weitergehen wollen, berücksichtigen Sie dabei die Fähigkeiten Ihres Kindes.

Auch die Grundübungen beinhalten Vorsatzbildung und Visualisierung

Lebenshilfe, nicht Therapie

Die Arbeit mit Vorsatzformeln und Visualisierungen bei Kindern ist keine Therapie, sondern eine auf die Bedürfnisse des Kindes ausgerichtete Lebenshilfe. Vorsatzformeln und Vorstellungsbilder wirken ausgleichend bei »normalen kindlichen Störungen«, die phasenweise mehr oder weniger stark ausgeprägt bei allen Kindern vorkommen. Gerade bei

- kindlichen Ängsten,
- Leistungsabfall durch Konzentrationsschwierigkeiten,
- Nervosität und Überaktivität,
- kindlichen Sprechstörungen (Lispeln und Stottern),
- Einschlafproblemen,
- Schüchternheit und Minderwertigkeitskomplexen

bewähren sich Vorsatzformeln und Vorstellungsbilder, mit ihrer Hilfe können diese Störungen positiv verändert werden.

Wichtig

Fragen Sie den Kinderpsychologen

Kinder mit stark neurotischen Verhaltensstörungen oder Kinder, bei denen lang anhaltende, extreme Abweichungen vom normalen Verhalten der entsprechenden Altersgruppen beobachtet werden, gehören in die Betreuung eines erfahrenen Kinderpsychologen. In Absprache mit diesem kann Autogenes Training mit Vorsatzformeln und Visualisierungen jedoch als begleitende Therapie durchaus wirksam sein.

So wirken Vorsatzformeln und Vorstellungsbilder

Die Grenze zwischen Unbewußtem und Bewußtem wird durchlässig

Während der Entspannung, die das Kind mit Hilfe der Ruhe- oder der Ruhe-Schwere-Wärme-Übung erreicht, ist das Unbewußte als tiefe, meist unzugängliche Bewußtseinsebene weit geöffnet und damit bereit, bestimmte Inhalte, zum Beispiel jene der Vorsatzformeln oder Visualisierungen, aufzunehmen. Diese Inhalte sind nicht unbedingt auch im normalen Tagesbewußtsein präsent, sie wirken aus dem Unbewußten und färben somit die entsprechenden Handlungen. Die Grenze zwischen Unbewußtem und Bewußtem wird also durch das Autogene Training durchlässig gemacht.

Es macht keinen Unterschied in der Wirkung, ob ein Kind mit Vorsatzformeln oder mit Vorstellungsbildern in die Oberstufe des Autogenen Trainings eingeführt wird. Auf Dauer werden sich die beiden einander ergänzenden Techniken verbinden.

▶ Ein Beispiel: Ein Junge leidet unter den ständigen Hänseleien und Spöttereien seiner Mitschüler.

Aktivieren beider Gehirn-hälften

Er macht die Grundübungen des Autogenen Trainings und sagt sich anschließend im Stillen dreimal die Vorsatzformel »Mit Mut geht alles gut« vor (Aktivierung der linken Gehirnhälfte). Dabei – oder auch danach – stellt er sich eine Szene vor (Visualisierung), in der er auf dem Schulhof einem stärkeren Klassenkameraden selbstbewußt gegenübertritt (Aktivierung der rechten Gehirnhälfte). In seiner Vorstellung bewundern ihn seine Mitschüler und bezeichnen ihn nicht mehr als »Waschlappen« oder Schwächling.

Wichtig

Die Beeinflussung über die Einbildung ist ein Vorgang, durch den eine Vorstellung in das Denken eingeführt und von ihm angenommen wird. Gleichzeitig wird diese Vorstellung im Unbewußten gespeichert. Auf diese Annahme folgt dann geradezu automatisch eine Tendenz zur genauen Verwirklichung dieser Gedanken. Mit einer Vorsatzformel oder einer Visualisierung kann Ihr Kind sich über seine Einbildungskraft selbst beeinflussen. Diese Kraft kann es als Werkzeug zu positiven Veränderungen nutzen.

Gemeinsam ein Ziel bestimmen

Die Arbeit mit Vorsatzformeln und Visualisierungen ist für Kinder dann eine große Hilfe zur Selbsthilfe, wenn die kindlichen Möglichkeiten als Richtschnur für die Zielsetzung angesehen werden. Schon die Bildung der Vorsatzformeln und Vorstellungsbilder sowie ihre Anwendung im Autogenen Training richten Aufmerksamkeit und Energie des Kindes auf ein selbst bestimmtes Ziel. Seine Bemühungen, dieses Ziel zu erreichen, werden aus seinem eigenen Entschluß gesteuert. Der Erfolg dieser Bemühungen wird sein Selbstvertrauen stärken, seine positive Lebenseinstellung festigen.

Die kindlichen Möglichkeiten sind Richtschnur für die Zielsetzung

In ihren Bildern können Kinder sich meist am besten ausdrücken

Um mit Ihrem Kind gemeinsam geeignete Vorsatzformeln und Vorstellungsbilder bilden zu können, müssen zuerst einmal Ziele gefunden werden, auf die sich Ihr Kind hinbewegen möchte. Dazu verhelfen Gespräche und/oder das Malen des jetzigen und des gewünschten Zustandes. Den meisten Kindern gelingt es nämlich nicht, sprachlich ein oder mehrere Ziele auf Anhieb zu formulieren. Die kindgerechte spielerische Vorgehensweise des Malens erleichtert Ihrem Kind seine Zielbestimmung. Das Kind malt zuerst sich und eine Situation, die es verändern möchte, und danach, wie diese veränderte, also ideale Situation aussehen würde.

▶ Ein Beispiel: Die Probleme Ihres Kindes rühren aus Streitigkeiten mit Schulkameraden her.
Lassen Sie es den Streit auf dem Schulhof malen. Es stellt auf der einen Seite des Blattes dar, wie es dazu kam und welche Rolle es dabei gespielt hat. Auf der anderen Seite des Blattes stellt es dar, wie es sich nach seinem Ermessen hätte anders verhalten können, um diesen Streit gar nicht erst aufkommen zu lassen.
Besprechen Sie die beiden Bilder mit Ihrem Kind, wobei Sie ihm Zeit lassen, die Situationen zu erklären. Hören Sie aufmerksam zu und versuchen Sie, die kindliche Meinung einfühlsam und ohne sie moralisch zu werten, in die Richtung zu lenken, in der das angestrebte Ziel liegt.
Fällt dem Kind das Malen der realen und der erwünschten Situation zu schwer, kann es auch von dem Streit erzählen. Suchen Sie dann gemeinsam nach Lösungen, die geeignet sind, solche Streitigkeiten zu vermeiden.

Bei diesem Vorgehen kommen Sie wahrscheinlich auch auf die tieferen Wünsche Ihres Kindes zu sprechen, die Sie in einer Art *brainstorming* (aus spontanen Einfällen die beste Lösung des Problems finden) gemeinsam sammeln und zu ordnen versuchen, wobei Sie als Eltern eher beratend als eingreifend und dirigierend einwirken sollten. Übertriebene Wünsche und solche, die anderen schaden, werden fallengelassen, da Negatives immer auf einen selbst zurückfällt. Betrachten Sie dann gemeinsam alle »guten« Wünsche, die wahrscheinlich alle einem Grundbedürfnis Ihres Kindes entspringen, aus dem Sie das Ziel, also die notwendige Veränderung, die Ihrem Kind besonders am Herzen liegt, erkennen können.

Die positiven sind die besten Lösungen

Haben Sie mit Ihrem Kind ein Ziel gefunden und dieses verbindlich festgelegt – dafür sollten Sie beide sich viel Zeit nehmen –, prüfen Sie seine Erreichbarkeit nach folgenden Gesichtspunkten:

Die Kriterien für die Wahl des Zieles

- Ist das Ziel positiv ausgerichtet?
- Läßt es sich in überschaubarer Zeit erreichen?
- Wird durch das Erreichen des Ziels die Persönlichkeitsentwicklung Ihres Kindes positiv beeinflußt?

Können Sie alle drei Punkte mit einem vorbehaltlosen »Ja« beantworten, gehen Sie gemeinsam mit Ihrem Kind den nächsten Schritt, dieses Ziel sprachlich prägnant, kurz und knapp auszudrücken oder als Vorstellungsbild zu visualisieren.

Bitte beachten Sie

Mit den Vorsatzformeln und Visualisierungen dürfen nur solche Veränderungen angestrebt werden, die das Kind selbst wünscht, und die dazu beitragen können, seine geistig-seelische Gesundheit zu fördern und zu stabilisieren. Das bedeutet, daß die Einsicht und die Entscheidung, was geändert werden sollte, aus dem tiefen inneren Bedürfnis des Kindes kommen müssen.

Die Arbeit mit Vorsatzformeln und Vorstellungsbildern soll darauf ausgerichtet sein, gemeinsam positive Ziele zu finden und festzulegen, die sich im Leben Ihres Kindes verwirklichen lassen. Für Eltern, die mit ihren Kindern das Autogene Training erlernen und üben, bedeutet das nicht nur die Bereitschaft, sich voll auf das Kind einzulassen. In gesunder und ehrlicher Selbstkritik sollten sie sich die eigenen Probleme bewußt machen, die fast immer auch auf ihre Kinder übertragen werden.

Spielerisch helfen Sie Ihrem Kind am sichersten

Vergessen Sie bei all Ihrem Tun die Freude nicht! Verlieren Sie nicht das Spielerische aus den Augen und den Sinn all Ihrer Bemühungen, nämlich daß Sie Ihrem Kind helfen wollen, selbstbewußt mit Schwierigkeiten umzugehen. Zu großer Ernst – auch in der Formulierung eines Vorsatzes oder der Vorstellung eines Bildes – ist nicht kindgerecht und wird auf eine (unbewußte) innere Ablehnung Ihres Kindes stoßen.

Der formelhafte Vorsatz

Nur mit positiv formulierten Formeln … Ein formelhafter Vorsatz besteht aus einem möglichst kurzen Satz, der etwas als bereits geschehen formuliert, das erst noch geschehen soll. Er ist stets positiv formuliert, das heißt, er beinhaltet keine Verneinungen. Beispiele: »Ich bin ganz ruhig und gelöst.« »Ich bin ganz aufmerksam und konzentriert.«

Eine Vorsatzformel ist also eine Art Zauberspruch, genauso wie wir ihn aus dem Märchen kennen. Ich erinnere nur an den Beginn des Grimmschen Volksmärchens »Dornröschen«, in dem die elfte und zwölfte weise Frau die Königstochter durch ihren mächtigen Zauberspruch verzaubern.

In diesem Buch geht es um Vorsatzformeln, die mit der Macht eines Zauberspruchs das Verhalten des Kindes positiv verändern können. Bei diesen Verhaltensänderungen werden allerdings nicht wie bei psychotherapeutischen Techniken die Ursachen eines Problems aufgedeckt. Die Formeln des Autogenen Trainings verstärken die positiven Ansätze und Erfahrungen, ohne daß Negatives und dessen Ursachen betrachtet werden. Da Kinder sich viel leichter als Erwachsene in einen »magischen« Bewußtseinszustand begeben können – wie man leicht am selbstvergessenen Spielen beobachten kann –, fällt ihnen auch das Konzentrieren auf die Vorsatzformeln leichter. Allerdings benötigen sie bei der Formulierung der Formeln unbedingt die Hilfe eines Erwachsenen.

Formulieren eines Vorsatzes

Ihr Kind stellt sich also vor, ein bestimmtes Verhalten – das ihm in der Realität Schwierigkeiten bereitet – zu beherrschen. Es formuliert diese Vorstellung positiv in einem knappen Satz.

▶ Ein Beispiel: Ein unaufmerksames Kind stellt sich vor, aufmerksam zu sein und formuliert diese Vorstellung so:
»**Ich bin ganz aufmerksam – ich höre und sehe alles**«.
Würde das Kind hierfür die negative Formulierung wählen: »Ich bin nicht mehr unaufmerksam«, wäre auch die Wirkung negativ, weil das Unbewußte die Worte »nicht« und »unaufmerksam« als Befehle speichern würde.

… kann die gewünschte Wirkung erreicht werden

Der sprachliche Ausdruck eines Vorsatzes

Ihr Kind muß sein Ziel deutlich vor Augen haben, um es in einer Vorsatzformel sprachlich formulieren zu können, was wiederum nach einigen wichtigen Kriterien geschieht.

Kriterien für die Formulierung des Vorsatzes Die Vorsatzformel soll positiv (keine Verneinung), kurz, einprägsam und rhythmisch formuliert sein.
Gemeinsam mit Ihrem Kind bilden Sie also aus der gefundenen Zielvorstellung eine »Schlagzeile« ähnlich den Zeitungsüberschriften. Denken Sie sich dafür wieder ein Spiel aus. Nehmen Sie sich viel Zeit für dieses Spiel, gehen Sie dabei mit Geduld und Einfühlungsvermögen auf Ihr Kind ein, es braucht unbedingt Ihre Hilfe.

▶ Ein Beispiel: Sie gehen mit Ihrem Kind langsam in dem Übungsraum herum. Dabei rufen Sie abwechselnd in kurz formulierten Sätzen Problemlösungen aus; wie Zeitungsjungen, die mit dem Ausrufen von Schlagzeilen für ihr Blatt werben.
Die treffendste und knappste der so produzierten Formulierungen wird für die Bildung der Vorsatzformel genommen. Ihr Kind schreibt diese Formulierung auf, und gemeinsam bearbeiten Sie den kurzen Satz – wie Dichter ihre Gedanken in Reime fassen –, bis er so einprägsam und rhythmisch wie möglich formuliert ist.

Das alles mag sich vielleicht etwas kompliziert anhören. Fühlen Sie sich davon nicht unter Druck gesetzt. Die folgenden Beispiele sollen Ihnen ein Gefühl dafür geben, wie eine solche Formel gebildet werden kann und worauf es dabei ankommt. Aus dieser Auswahl an Möglichkeiten, eine einprägsame Vorsatzformel zu bilden, können Sie eine oder zwei Formen verwenden. Reime prägen sich Kindern schon in kürzester Zeit ein, und sie haben erfahrungsgemäß großen Spaß daran, sich selbst als reimende Dichter zu betätigen.

Reime sind einprägsam Sehr einprägsam wirken der bekannte Endreim (wie Morgenst**und**' hat Gold im M**und**) und der germanische Stabreim (Alliteration), der an den gleichen Anfangsbuchstaben der Reimwörter zu erkennen ist (wie **W**ind und **W**etter; **K**ind und **K**egel), weshalb Dichter von diesen Formen reichlich Gebrauch machen. Zusätzlich vermag die gereimte Form die Wirkung der Formel zu steigern, wenn so rhythmisiert wird, daß sie sich gut dem Atemrhythmus anpaßt.

Beispiele für die Bildung von Vorsatzformeln

Der Endreim

Jeder kennt die volkstümlichen endgereimten Verse des deutschen Dichters und Malers Wilhelm Busch (1832–1908), zum Beispiel:
»Wer sich freut, wenn wer betrübt,
Macht sich meistens unbeliebt.«
In dieser gebräuchlichsten Weise lassen sich auch einfache Vorsatz-

Kinder formeln reimen. Bei etwas Talent gelingt es mühelos, den guten
lieben Vorsatz mit Humor und einem kleinen Augenzwinkern, wie es Wil-
Reime ... helm Busch so trefflich beherrschte, für die damit zu behebende
Schwäche zu formulieren.
Vor allem Kinder bis zum Alter von zehn Jahren entwickeln oft
eine erstaunliche Formulierkunst.
● Zu seinem Problem, der bei Kindern sehr häufig auftretenden
Konzentrationsschwäche, fiel einem zehnjährigen Kind folgende
Formel ein, die es sich aufschrieb und bunt ausgemalt an seinen
Übungsplatz stellte:
Ich bin auf der H**ut**,
die Konzentration ist g**ut**
● Ein anderes, gleichaltes Kind reimte zu diesem Thema:
Konzentr**iert**
gehts wie geschm**iert**
In dieser Weise lassen sich passende und einprägsame Formeln für
alle Störungen und leichteren Beschwerden reimen, die während
der kindlichen Entwicklung auftreten können.
● Ängstliche Kinder beispielsweise üben das Autogene Training
gerne mit der Standardformel:
Mit M**ut**
gehts g**ut**.
● Notorischen Störern kann diese einprägsame Vorsatzformel hel- **... probieren**
fen, zu einem ausgeglicheneren Verhalten zu finden: **Sie es aus,**
Ich bin ruhig und st**ill**, **gemeinsam**
weil ich es w**ill** **zu formulie-**
● Bei kindlichen Einschlafstörungen hat sich die Vorsatzformel **ren**
bewährt:

Ich schlafe **ein,**
so wird es **sein**!
Ebenso eine anders rhythmisierte Variante:
Ich schlafe **a**bends **fein,**
ganz **fest** und **tief,** so muß es **sein.**

Der Stabreim

Für ältere
Kinder
und
Jugendliche

Diese Reimform (Alliteration) hat sich aus unserer germanischen Überlieferung erhalten. Stabgereimte Formeln sind uns wohlbekannt, meist jedoch, ohne daß wir dabei die Reimform als solche erkennen, wie: Bei **W**ind und **W**etter; Mit **K**ind und **K**egel; Mit **M**ann und **M**aus
Die jeweils sinntragenden Wörter beginnen mit dem gleichen Anlaut.
Der Stabreim kann besonders dann wirkungsvoll angewandt werden, wenn einer individuellen Vorsatzformel eine allgemeine Formel zur Verstärkung ihrer Wirkung nachgesetzt wird: Die **W**orte **w**irken **w**eiter.

Der Zusatz mit Verstärkerwirkung

Größere Kinder fassen möglicherweise mehr Vertrauen zu den rein problembezogenen Vorsatzformeln, wie sie im Autogenen Training für Erwachsene gebräuchlich sind.
● Bei Verhaltensweisen, die Ihr Kind mit Hilfe des Autogenen Trainings ändern möchte, kann es der individuellen Formel den Zusatz anfügen:
... ganz gleichgültig
Durch diesen Zusatz wird eine der inneren Spannung entgegenwirkende Ruhe erzeugt. Einige Beispiele:
● Wenn Ihr Kind zu zwanghaftem Schwätzen und Stören in der Schule neigt, könnte es zum Beispiel mit der folgenden Vorsatzformel arbeiten:
Stören und Schwätzen – ganz gleichgültig
● Wenn es Konzentrationsschwierigkeiten hat, leicht ablenkbar ist durch äußere Beeinflussung, könnte seine Vorsatzformel so lauten:
Geräusche – ganz gleichgültig

Problem-
bezogene
Vorsatz-
formeln

● Wenn Einschlaf- oder Schlafstörungen der Grund für Ruhelosigkeit und Konzentrationsschwäche sind:
Schlafen – ganz gleichgültig
● Wenn anhaltende Lernschwierigkeiten die schulischen Leistungen beeinflussen:
Das Lernen gelingt

Wie Sie an diesen wenigen Beispielen sehen, muß der Vorsatz nicht unbedingt als vollständiger Satz formuliert sein. Es kommt einzig darauf an, den Vorsatz so einprägsam wie möglich zu formulieren; nur dann kann die Formel wirken. Wenn Sie der Meinung sind, daß Ihrem Kind die spielerische Art der Vorsatzbildung nicht liegt, können Sie auf diese Form der Formeln verzichten. Meiner Beobachtung nach macht es jedoch den meisten Kindern sehr viel Spaß, sprachlich verspielte Vorsatzformeln für sich zu suchen. Sind sie einmal gefunden, werden sie oft als persönlicher Schatz gehütet.

Die individuelle Formel

Aus den Beispielen können Sie mit Ihrem Kind natürlich eine passende Formel auswählen, wenn Sie der Meinung sind, selbst keine wirkungsvolleren formulieren zu können. Probieren Sie es trotzdem aus, vertrauen Sie Ihrer Kreativität und der Ihres Kindes. Individuelle Vorsatzformeln sind in jedem Fall den fertigen vorzuziehen. Mein Anliegen bei der Vorstellung der Beispiele ist, Ihnen aufzuzeigen, daß die poetische Form sich vorzüglich eignet, um
● die Vorsatzformel eingängig zu gestalten,
● Ihrem Kind zu helfen, seine Formel besser zu behalten,
● der Formel etwas von einer magischen Wirksamkeit zu verleihen,
● die Vorsatzformel kindgerecht, lebendig und lustig zu formulieren.
Haben Sie mit Ihrem Kind das Problem, das ihm zu schaffen macht, und dem Sie mit Hilfe des Autogenen Trainings zu Leibe rücken wollen, erkannt und formuliert, und haben Sie gemeinsam in spielerischer Weise festgelegt, welche Eigenschaften dafür gestärkt werden müssen, kann Ihr Kind nun »seine« Formel aufschreiben. Sie ist dann fester Bestandteil dieses Buches.

Die persönliche Vorsatzformel

So wird die Vorsatzformel eingesetzt

Im Anschluß an die Grund-Übungen
Die Vorsatzformel wird immer direkt im Anschluß an die drei Grundübungen – von jüngeren Kindern nach der Ruhe-Übung – des Autogenen Trainings gesprochen oder gedacht und dreimal im Stillen wiederholt. Erst danach erfolgt die Rücknahme.

Das dreimalige Wiederholen verankert die Formel und damit den Vorsatz wesentlich tiefer im Unbewußten als die nur einmalige Konzentration darauf. Diese magische Wiederholung kennen wir beispielsweise aus dem Märchen, und auch in Goethes Faust kommt öfter die dreimalige Wiederholung vor. Es handelt sich dabei um ein archetypisches Symbol, das alle Religionen als göttliche Dreiheit beinhalten.

Übungsablauf mit einer Vorsatzformel

- Entspannt liegen oder auch sitzen
- Die Augen schließen
- In den Körper hineinfühlen

- Ruheformel:
Ich bin ganz ruhig und gelöst

- Schwereformel:
Mein Körper ist angenehm schwer

- Wärmeformel:
Mein Körper ist angenehm warm

- Ruheformel:
Ich bin ganz ruhig und gelöst

- Vorsatzformel (dreimal im Stillen sagen):
**Ich bin auf der Hut,
die Konzentration ist gut!**

- Rücknahme (entfällt bei der abendlichen Einschlaf-Übung)

Dauer der Übung: etwa 15 Minuten

Die Visualisierung

Eine Visualisierung besteht aus einem anschaulichen Bild, das man sich mit geschlossenen Augen vorstellt. Dabei muß dieses Bild nicht unbedingt klar wie ein Foto gesehen werden. Es ist nur wichtig, sich auf diese bildhafte Vorstellung zu konzentrieren. Das Bild sollte in einprägsamer Weise helfen, Probleme zu überwinden, indem es das betreffende Problem schon als gelöst darstellt. Ein Kind stellt sich beispielsweise vor, wie es – im Gegensatz zu sonst – ohne Mühe und Anstrengung eine Klassenarbeit schreibt.

Konzentration auf eine bildhafte Vorstellung

Die spontan auftretenden inneren Bilder der Kinder müssen auch nicht unbedingt wie ein Kinofilm ablaufen, sondern können eher einem konzentrierten »An-etwas-Denken« entsprechen. Zwar können Kinder viel häufiger als Erwachsene ihre Vorstellungsbilder in der Klarheit eines ablaufenden Films sehen; dennoch sollten Sie Ihr Kind beim Üben nicht mit der Forderung irritieren, daß vor seinem inneren Auge ein Film ablaufen müsse. Nicht jedes Kind ist in der Lage, solche klaren Bilder zu erleben; es genügt, wenn es sich ein Bild oder eine Situation so genau wie möglich vorstellt. Die Grenze zwischen intensiver Vorstellung einer Situation und dem klaren Sehen innerer Bilder ist fließend. In Ihren Gesprächen nach den Übungen werden Sie wahrscheinlich bisweilen bemerken, daß Ihr Kind gar nicht sicher sagen kann, ob es ein konkretes Bild gesehen, oder ob es sich nur intensiv eine Situation vorgestellt hat.

Wie eine Visualisierung erzeugt wird

Ihr Kind schildert Ihnen seine jetzige Situation, was ihm an ihr gefällt und was ihm nicht gefällt, und was es daran ändern möchte. Hören Sie ihm aufmerksam zu und sagen Sie ihm – ohne moralischen Zeigefinger –, wie Sie die Situation sehen. Besprechen Sie nun mit ihm, wie diese Situation positiv verändert werden könnte. Wenn Ihr Kind dazu bereit ist, fordern Sie es auf, die Augen zu schließen und sich in seiner Phantasie die ideale Situation vorzustellen. Lassen Sie ihm genügend Zeit, sich diese Situation so detailliert wie möglich auszumalen. Wenn Ihr Kind beispielsweise ständig von anderen Kindern gehänselt und geärgert wird, kann es sich

Besprechen Sie das Problem und seine Lösung

im Detail vorstellen, daß es ganz stark ist und sich das Verhalten der anderen Kinder nicht mehr gefallen läßt.

Ist es mit seinem Vorstellungsbild zufrieden, öffnet es die Augen wieder und Sie bitten es, über sein in der Vorstellung geschautes Ziel möglichst genau zu berichten.

Auf diese Weise können Sie gemeinsam mit Ihrem Kind alle möglichen Probleme behandeln, und Ihr Kind kann in seiner Vorstellung unterschiedliche Verhaltensweisen ausprobieren.

In tiefer Entspannung wird das Ziel visualisiert

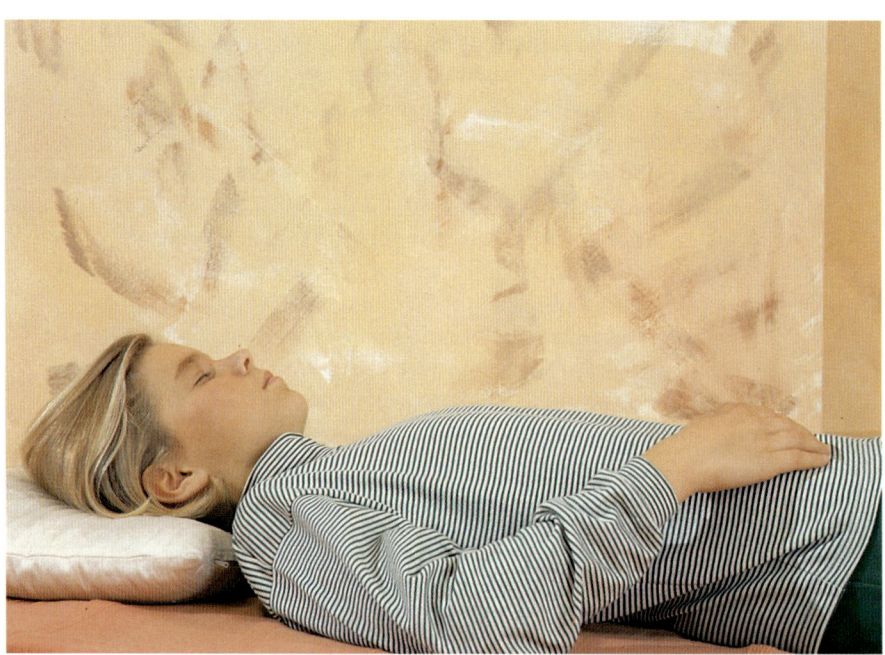

Wichtig

Gerade ein unsicheres und schüchternes Kind kann mit Hilfe der Vorstellungsbilder sein Selbstbewußtsein stärken, um neue (problematische) Situationen mit mehr Sicherheit meistern zu können. Schon morgens kann es sich mit solchen Bildern auf den kommenden Schultag vorbereiten, indem es sich im Autogenen Training genau vorstellt, wie es diesen Schultag angenehm und erfolgreich verbringen wird.

Bilder wie diese kann man zur besseren Wirkung mit Vorsatzformeln verbinden. Das Kind visualisiert erst das Vorstellungsbild und beendet die Visualisierung zum Beispiel mit der Vorsatzformel »Mir geht es gut.«

Bilder mit Formeln verbinden

So werden Vorstellungsbilder eingesetzt

Jeder Mensch wird mit der rechtshirnigen Fähigkeit, in Bildern zu denken, geboren. Er kann sich eine Situation in der Phantasie ausmalen und ist in der Lage, mit diesen Bildern zu spielen oder sie genau zu betrachten. Kindern fällt es meistens sehr leicht, sich Bilder vorzustellen. Wie man an ihrem Spiel sieht, reagieren sie spontan viel stärker aus ihrer rechten Hirnhälfte als Erwachsene. Das bedeutet, daß auch die Welt der vorgestellten Bilder und Situationen die Sicht des Kindes auf die reale Welt prägt.

Mit dem Einsatz der Visualisierung im Autogenen Training kann nun eingeübt werden, diese Bilder systematisch zum Erreichen eines bestimmten Zieles zu nutzen.

Aktivieren beider Hirnhälften

Wenn Ihr Kind sich regelmäßig darin übt, im Alltag, der hauptsächlich die linke Hirnhälfte fordert, auch die rechte zu aktivieren, erreicht es damit auf Dauer ein verbessertes Zusammenspiel der meist relativ isoliert voneinander arbeitenden Hirnhälften. Dieser Erfolg zeigt sich in

● größerer Kreativität,
● besserer Ausnutzung der ihm eigenen Intelligenz,
● sicherer Erkenntnisfähigkeit (Intuition).

Das sollten Sie vor der Arbeit mit Vorstellungsbildern beachten

Bevor Sie sich mit Ihrem Kind der praktischen Arbeit mit den Vorstellungsbildern zuwenden, lesen und überdenken Sie die drei grundsätzlichen Regeln:

1 Selbst wenn Ihr Kind schon während der Arbeit mit den Grundübungen von aufsteigenden Bildern berichtet hat, arbeiten Sie erst dann mit Vorstellungsbildern, wenn es alle drei Grundübungen des Autogenen Trainings beherrscht.

Kriterien für die Erarbeitung von Vorstellungsbildern

Wenden Sie sich der Arbeit mit Bildern zu früh zu, verliert sich Ihr Kind leicht in den Bilderwelten. Dabei geht ihm das Interesse an der systematischen Arbeit mit dem Autogenen Training verloren.

Wie schon gesagt (→ Seite 70), schließen jüngere Kinder ihre Vorstellungsbilder gleich an die Ruhe-Übung an. Bereits nach vier bis fünf Wochen regelmäßigen Übens mit der Ruheformel sind sie bereit und in der Lage, zuverlässig mit vorgegebenen Vorstellungsbildern zu arbeiten.

2 Vorstellungsbilder dürfen ebensowenig wie Vorsatzformeln als Erziehungsinstrument benutzt werden. Allerdings ist bei Bildern die Gefahr, daß sie als Disziplinierungsinstrument mißbraucht werden, geringer als bei Vorsatzformeln.

Nehmen Sie also die Chance wahr, Ihrem Kind allein auf der Basis von Vertrauen und gegenseitiger Zuneigung bei seinen kleinen und größeren Problemen helfen zu können.

3 Lassen Sie sich auf keinen Fall dazu verführen, die Bilder Ihres Kindes zu interpretieren oder – schlimmer noch – sie (moralisch) zu bewerten. Die Arbeit mit Vorstellungsbildern ist nicht als Therapie gedacht!

Der rechte Zeitpunkt für die Arbeit mit Vorstellungsbildern

Kinder befinden sich, wie gesagt (→ Seite 68), in einem magischen Lebensabschnitt, in dem sie die Welt spontan und natürlich in lebendigen Bildern erfassen und so besser bewältigen können. Diese natürliche Tendenz zum spontanen bildhaften Denken ermöglicht es ihnen meist, schon eher als Erwachsene mit Visualisierungen zu arbeiten.

Kinder leben noch in ihrer Bilderwelt

Bei etwa 90 Prozent aller Kinder treten schon während der tiefen Entspannung des Autogenen Trainings spontan Bilder oder zumindest Farben auf. Wenn Ihr Kind Ihnen nach dem Üben zunehmend von solchen Phänomenen berichtet, ist die Zeit reif, mit gezielten Vorstellungsbildern zu arbeiten.

Bitte beachten Sie

Wie Sie gemeinsam mit Ihrem Kind ein bestimmtes Ziel fest-
legen können, das mit Hilfe der Vorstellungsbilder angesteuert
wird, habe ich Ihnen im vorigen Kapitel über die Vorsatzbildung
(→ Seite 75) ausführlich dargestellt.

Visualisierte Bilder sind die optische Verdeutlichung eines Zieles,
wobei es sehr wichtig ist, daß Ihr Kind Ihnen genau beschreibt,
was es an dem von ihm gewählten Ziel besonders erstrebenswert
findet.

An dieser Aussage orientieren Sie sich dann, wenn Sie Ihr Kind
in das Vorstellungsbild einführen.

Die Zielbestimmung ist die zeitaufwendigste Phase bei der
gesamten Arbeit mit Vorstellungsbildern. Gehen Sie mit Geduld
und Einfühlungsvermögen auf alle Ausführungen Ihres Kindes
ein, und geben Sie sich nicht zufrieden, bevor Sie nicht gemeinsam ein wirklich überzeugendes Ziel bestimmt haben.

Visualisierte Bilder sind die optische Verdeutlichung eines Zieles

Die positive emotionale Ladung eines Vorstellungsbildes

Jedes Vorstellungsbild besitzt eine eigene emotionale Ladung. Wie
bei der Arbeit mit den Vorsatzformeln kommt es auch bei den Vorstellungsbildern darauf an, daß sie einen Zustand als erreicht darstellen, den das Kind erst erreichen möchte.

Das heißt also, daß Ihr Kind sein Ziel so visualisieren muß, als
hätte es dieses schon erreicht.

▶ Ein Beispiel: Ein ängstliches Kind stellt sich vor, daß es für ein
paar Stunden alleine zu Hause ist, und was es während dieser Zeit
tut (→ auch Seite 86). Die tiefe Entspannung des Autogenen Trainings wirkt der mit der vorgestellten Situation verbundenen Angst
entgegen. Dadurch kann sich das Kind die beängstigende Situation
gelassen anschauen und erfährt, daß diese Ängste gar nicht (mehr)
berechtigt sind. Es sieht sich nämlich in seinem Vorstellungsbild in
einer angenehmen, gemütlichen Situation.

Wichtig

Ein be-
stehender
Konflikt wird
als gelöst
visualisiert

Visualisierte Bilder zeigen bestehende Konflikte eines Menschen als gelöst. Seine Ängste zum Beispiel können verschwinden, wenn er sich vorstellt, in der ihm Angst machenden Situation mutig oder gelassen zu sein, Hemmungen kann er überwinden, wenn er sich vorstellt, in der ihn einschüchternden Situation voller Selbstvertrauen zu sein.

Vorgegebene und gesteuerte Vorstellungsbilder

Besprechen Sie mit Ihrem Kind vor jeder Visualisierung das Vorstellungsbild, das Sie ihm dann in der tiefen Entspannung vorgeben werden. Entscheidend dabei ist Ihr Verantwortungsgefühl: Sie müssen die Gewißheit haben, daß Ihr Kind mit diesem Bild angstfrei umgehen kann und daß damit seine Bedürfnisse gefördert werden. Vor seinem inneren Auge unverhofft auftretende Situationen können auf ein Kind leicht ängstigend wirken; ist Ihr Kind darauf vorbereitet, was ihm in der Entspannung des Autogenen Trainings als Bild vorgegeben wird, kann es sich emotional darauf einstellen und die Ruhe bewahren.

Das Vorstel-
lungsbild
darf keine
Ängste
erzeugen

1 Sie erarbeiten gemeinsam mit Ihrem Kind ein Vorstellungsbild nach den genannten Kriterien (→ Seite 84).

2 Danach versetzt Ihr Kind sich mit der Ruhe-, Schwere- und Wärme-Übung in den Zustand der tiefen Entspannung, während Sie, zunächst noch passiv, möglichst ruhig und entspannt an seiner Seite sitzen.

Ablauf
der Übung

3 Nach etwa 1 bis 2 Minuten, wenn Sie an Ihrem Kind die bekannten Entspannungszeichen deutlich wahrnehmen können, führen Sie sanft das abgesprochene Vorstellungsbild ein:
In beruhigender und monotoner Sprechweise schildern Sie Ihrem Kind, wie es in seinem Zimmer sitzt, seine Lieblingsmusik hört und dabei mit Buntstiften malt. Beschreiben Sie die Situation als rundum gemütlich, schmücken Sie sie bis ins Detail aus.
Machen Sie Ihrem Kind vorsichtig klar, daß es alleine zu Hause ist.
Führen Sie es dann weiter in seiner Vorstellung, und schildern Sie

ihm, daß es diese seltene Gelegenheit nutzen kann, um seine Musik richtig laut zu hören. Es freut sich, daß es nicht gleich ins Bett geschickt wird. Es kann diesen Abend zu »seinem« Abend machen und ihn nach eigenem Gutdünken gestalten.

4 Hier brechen Sie die Schilderung des vorgegebenen Bildes ab und überlassen es Ihrem Kind, sich nun alleine die weitere Situation auszumalen.

Die Phantasie Ihres Kindes ist angeregt

5 Nach 2 bis 3 Minuten fordern Sie Ihr Kind auf, energisch zurückzunehmen.

6 Sprechen Sie abschließend mit Ihrem Kind über seine Bilder, seine Gefühle und Erlebnisse während dieser Übung.

Wie ausführlich Sie das abgesprochene Vorstellungsbild einführen, bleibt Ihnen überlassen. In diesem anleitenden Beispiel ist die Einführung relativ ausführlich dargestellt.

Bitte beachten Sie

Führen Sie das mit Ihrem Kind abgesprochene Vorstellungsbild erst dann ein, wenn sich Ihr Kind in tiefer Entspannung befindet. Je tiefer die Entspannung, desto besser und langfristiger wirkt das Bild; es kommt darauf an, daß es ins Unbewußte absinkt und von dort aus seine Wirkung entfaltet.

Visualisierung als Verhaltensschulung

Neue Verhaltensweisen ausprobieren

Zur Vorbereitung auf ungewohnte Situationen kann ein Kind mit Hilfe der Visualisierung während des Autogenen Trainings verschiedene Verhaltensweisen ausprobieren. Es stellt sich dazu die neue Situation in allen Einzelheiten vor und versucht herauszufinden, wie es sich verhalten muß, um sich wirklich wohl zu fühlen.

▶ Ein Beispiel: Einem Kind steht der Wechsel von der Volksschule ins Gymnasium bevor. Die Eltern und auch der/die bisherige Lehrer/in haben ihm geschildert, welche Veränderungen dieser neue schulische Abschnitt mit sich bringt.
Das Kind versucht nun, sich die neue Situation nach diesen Schilderungen vorzustellen. In der tiefen Entspannung nach den Grund-

übungen malt es sich aus, wie es sich in der neuen Klasse den unbekannten Lehrern und Mitschülern gegenüber verhalten möchte. Ob ein Kind die ihm angemessene Verhaltensweise gefunden hat, spürt es in der Regel selbst. Es empfindet eine tief emotionale Entspannung, vergleichbar einem inneren Aufatmen. Diese Visualisierung kann sowohl nach Anleitung durch einen Elternteil als auch von dem Kind alleine durchgeführt werden.

Wichtig

Bei dieser Technik der Visualisierung kommt es darauf an, daß viele unterschiedliche Verhaltensweisen ausprobiert werden, ehe die Entscheidung für die passende getroffen wird. Das ist wie in der Schauspielerei: Nur wenn ausprobiert wird, wie eine Rolle am besten zu spielen ist, kann es eine gute Vorstellung werden. Hat Ihr Kind während der Visualisierung die angemessene Verhaltensweise gefunden, soll es sich diese genau anschauen und gut einprägen. Am besten malt es seine ideale Problemlösung oder kleidet sie in eine Geschichte.

Hilfe für den Alltag In der entsprechenden realen Alltagssituation kann es diese als ideal empfundene und oft geprobte Verhaltensweise sich immer wieder durch eine Visualisierung vergegenwärtigen.

Individuelle Bilder der Veränderung

Der Technik, über die Visualisierung eine ideale Verhaltensweise zu finden und zu proben, nahe verwandt ist eine andere, sehr beliebte Visualisierungstechnik des Autogenen Trainings. Angeleitet durch einen Erwachsenen, stellt sich das Kind dabei bildlich vor, wie es sich in einer vom Negativen ins Positive umgekehrten Eigenschaft verhält und sich dabei völlig glücklich und wohl fühlt. Diese Situation wird wieder genau ausgemalt und ausgiebig besprochen.

Positive Aspekte der Veränderung bilden den Rahmen für das Vorstellungsbild Dabei ist es wesentlich, daß das Kind sich zuvor seine positiven Gefühle konkret ausmalt, sich seiner Gedanken und Gefühle und auch der damit verbundenen sinnlichen Eindrücke – Geräusche, Temperaturempfindungen, vielleicht sogar Gerüche – die während der Visualisierung entstanden sind, erinnert.

Aus diesen Erlebnissen schaffen der betreuende Erwachsene und das Kind gemeinsam einen Rahmen für das Vorstellungsbild, indem sie die Fakten verdichten. Somit wird das Vorstellungsbild abrufbar für die entsprechende Situation.

Das Kind kann sich ein Repertoire solcher Bilder anlegen, die es dann situationsbezogen zu seiner inneren Stabilisierung nutzen kann.

▶ Ein Beispiel: Ihr Kind ist faul – da helfen keine Ermahnungen, und das »gute Vorbild« zieht auch nicht –, doch das Kind leidet selbst unter seiner Faulheit.

Verhaltens-änderung am Beispiel der Lieblingsbe-schäftigung

Nach den Grundübungen macht Ihr Kind die Visualisierungs-übung: Es stellt sich vor, wie es handeln würde, wenn es nicht faul wäre, und wie wohl es sich dabei fühlt.

Sie können Ihrem Kind dabei helfen, indem Sie es mit ruhiger Stimme anleitend zu Verhaltensweisen führen, die seinen Neigungen entsprechen und es daher ganz und gar nicht als faul darstellen. Spinnen wir das Beispiel weiter: Ihr Kind ist zwar in der Schule äußerst faul, aber es sammelt eifrig Briefmarken und kann sich damit den ganzen Tag beschäftigen. An diesem Verhalten läßt sich für die Umstellung ins Positive anknüpfen. In der Erinnerung an seine Lieblingsbeschäftigung wird Ihr Kind deutlich erkennen, daß es sich gut fühlt, wenn es seine Energien zielgerichtet einsetzt. Es erfährt in seinem bildhaften Erleben: Zielgerichtetes Einsetzen der eigenen Energien ist befriedigender als Faulheit. Nun wird hierzu ein knappes Bild gesucht. Dazu stellt sich Ihr Kind vor, wie es einen ganzen Stapel noch aufgeklebter, in einer Wasserschüssel schwim-mender Briefmarken schnell ablöst. Dieses Bild zeigt ihm, daß nicht-faules Verhalten viel Freude bringen kann.

Ein solches Bild kann Ihr Kind immer dann ein-setzen, wenn es unlustig ist etwas zu tun, es aber zugleich unter dieser Unlust leidet

Visualisieren vorgegebener Standardbilder

Ist Ihr Kind in einem ausführlichen Gespräch mit Ihnen zu der Überzeugung gekommen, daß es in bestimmten Situationen ruhi-ger, das heißt, weniger zappelig und dafür aufmerksamer werden möchte, dann können Sie mit guter Aussicht auf Erfolg auch Standard-Visualisierungen vorgeben.

Diese Bilder sollten stark positiv für Ihr Kind aufgeladen sein; das heißt, sie sollten ihm ein tiefes Gefühl von Sicherheit, Ruhe und Glück vermitteln. Dafür eignen sich alle Motive aus der Natur:

Standard-Visuali-sierungen

- eine Sommerwiese mit Blumen und Schmetterlingen
- ein sonniger Meeresstrand mit beruhigend sanfter Brandung
- ein ruhiger, sonniger See, von einem sanft dahingleitenden Boot aus betrachtet
- das sanfte Schaukeln durch warme Sommerluft während einer Ballonfahrt
- in das Lieblingstier verwandelt zu sein und zufrieden dessen bewunderte Eigenschaften zu leben.

Eines dieser oder ähnliche Standardbilder geben Sie Ihrem Kind im Anschluß an die Grundübungen – jüngeren Kindern an die Ruhe-Übung – vor. Nach einiger Übung genügt es für das Erreichen einer Beruhigung, wenn sich das Kind für etwa eine Minute still hinsetzt,

Mit Hilfe der Visuali-sierung erfrischt und gestärkt kann sich das Kind neuen Aktivitäten zuwenden

die Grundübungen des Auto-genen Trainings (oder nur die Ruhe-Übung) durchführt und danach ein solches »Beruhi-gungsbild« visualisiert.

Nach der energischen Rücknah-me wird es bereit sein, die nach-folgenden Anforderungen ruhig und gelassen anzunehmen.

Die Standardbilder wirken zwar sehr schnell, aber ihre Wirkung ist nicht so anhaltend wie die der individuellen Vorstellungs-bilder. Im Bedarfsfall lassen sich jedoch mit Hilfe der Standardbil-der leichte Ängste, übererregte Zustände oder fehlende Konzen-tration kurzfristig beseitigen.

Besonders gut eignet sich diese Entspannungstechnik bei Nervo-sität und Ängsten vor Klassenar-beiten und Prüfungen, vor dem Besuch beim Zahnarzt oder vor ungeliebten Verpflichtungen.

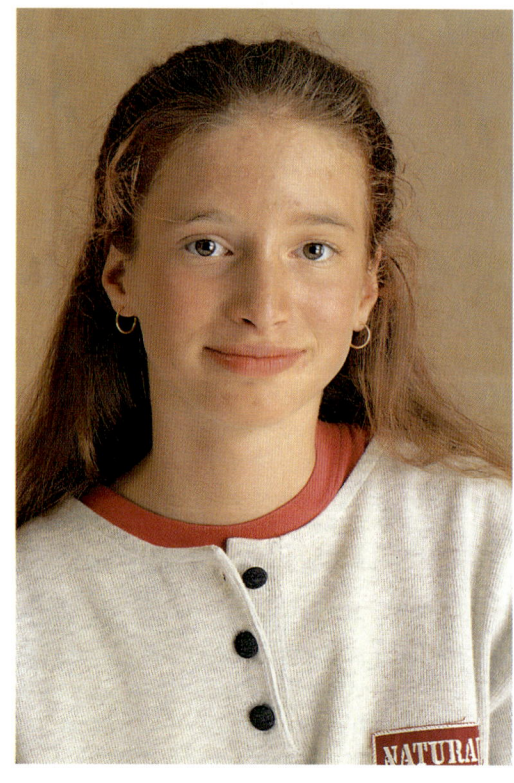

Bitte beachten Sie

Im Grunde genommen kann jede von Ihrem Kind als glücklich erlebte Situation für die Visualisierung eines beruhigenden Bildes genutzt werden. Klären Sie vor dem Üben mit ihm, welche Situation in seinem Leben, in der es sich richtig glücklich gefühlt hat, als entspannende Visualisierung für sein augenblickliches Problem geeignet sein könnte. Das ausgewählte Bild sollte ihm ein tiefes Gefühl von Sicherheit, Ruhe und Glück vermitteln.

Der bildliche Ausdruck eines Vorsatzes

Zum Abschluß möchte ich Ihnen noch einige Anregungen zu Bildvorstellungen geben, die Sie als Modell nutzen können.

● Zur allgemeinen Beruhigung und bei Schlafstörungen:
Das Kind stellt sich seinen Körper als ein Bergwerk vor. Es fährt in den Schacht (durch den Mund) ein und erlebt seinen Körper von innen. Es schaltet in jedem Stollen das Licht aus, danach herrscht Ruhe im ganzen Bergwerk.

● Jüngere Kinder von 6 bis 7 Jahren, die schlecht einschlafen können, visualisieren während der abendlichen Ruhe-Übung das Sandmännchen mit seinem Sack voller schöner Träume. In einer kleinen Geschichte können Sie das Sandmännchen von einem Kind zum anderen gehen und seine Träume verteilen lassen. Es kommt auch bei Ihrem Kind an, das nach Sandmännchens Besuch sogleich sanft einschlummert.

Anregungen zu Bildvorstellungen

● Wenn Ihr Kind beispielsweise wegen eines Streites mit der Freundin/dem Freund bedrückt und traurig ist, stellt es sich vor, auf einer Luftmatratze oder in einem Schlauchboot auf dem ruhigen, sonnenbeschienenen Wasser eines Sees zu liegen. Alle seine Sorgen und Ängste läßt es in diesen See hinabsinken.
Oder Ihr Kind nimmt in seiner Vorstellung eine Schachtel, packt alle seine Sorgen hinein und läßt sie wie ein Schiffchen von dem Wasser eines Baches wegtragen.

● Auch kleine und größere Kümmernisse kann Ihr Kind mit Hilfe der Visualisierung loswerden. Geben Sie Ihrem Kind ein Bild vor, in dem es beispielsweise eine weise alte Frau (keine Hexe!) oder einen alten Mann (den Einsiedler) im Wald trifft, der oder dem es sein Herz ausschüttet.

Wie diese Beispiele zeigen, können wirksame Vorstellungsbilder aus der Welt der Märchen und Mythen entlehnt werden. Alle Kinder identifizieren sich gerne und vor allem mühelos mit Märchenfiguren und machen sich in ihrer Vorstellung deren Besonderheiten zu eigen, was für Kinder im weitesten Sinn »Schutz« bedeutet. Die Tarnkappe eines Zwergenkönigs zum Beispiel kann über die Vorstellung dem schwachen, ängstlichen Kind den nötigen Mut zum Umgang mit Schulkameraden geben. Das Zauberschwert am Gürtel läßt seinen Träger unbezwingbar werden – ein Bild, das dem Kind helfen kann, seine Ängste loszuwerden und Aggressionen auszudrücken.

Kinder identifizieren sich gerne mit Märchenfiguren

In den Kreis dieser mythologischen Vorstellungen gehört auch das Bild des Seelenführers (Psychopompos, nach C.G. Jung), der als gute Fee einem Kind die Erfüllung seiner Wünsche gewährt, oder der ihm als freundliches, sprechendes Tier aus der Not hilft. Als christliche Variante dieser uralten Vorstellung hilft der Schutzengel dem ängstlichen oder schüchternen Kind, schwierige Situationen zu meistern.

So wird ein Vorstellungsbild eingesetzt

Ihr Kind hat sich mit den Grundübungen des Autogenen Trainings (Kinder unter zehn Jahren mit der Ruhe-Übung) in den Zustand der tiefen Entspannung begeben.
Bemerken Sie an ihm die bekannten Entspannungszeichen, führen Sie es mit leiser, sanfter Stimme in das vorher besprochene Bild ein, das dann vor seinem inneren Auge entsteht. Danach kann Ihr Kind sich dieses vorgegebene Bild selbst so detailliert wie möglich ausmalen.
Nach 1 bis 2 Minuten macht es die Rücknahme.
Sprechen Sie nach der Übung mit Ihrem Kind über seine Gefühle und Erfahrungen, die ihm dieses Bild gebracht hat.

Übungsablauf mit einer Visualisierung

- In entspannter Haltung hinlegen oder auch hinsetzen
- Die Augen schließen
- In den Körper einspüren

- Ruheformel:
Ich bin (ganz) ruhig und gelöst

- Schwereformel:
Mein Körper ist angenehm schwer

- Wärmeformel:
Mein Körper ist angenehm warm

- Ruheformel:
Ich bin (ganz) ruhig und gelöst

- Visualisieren eines Vorsatzbildes (am Beispiel von Seite 85):
**Ich liege auf meinem Bett und lese in meinem neuen Pferde-Buch.
Ich höre meine Lieblingsmusik; in meinem Zimmer ist es angenehm warm. Ich fühle mich rundum wohl.
Meine Eltern sind ausgegangen; ich weiß, wo sie sind und kann sie telefonisch benachrichtigen, wenn ich es möchte.
Ich nutze die günstige Gelegenheit, meine Musik lauter zu stellen, weil ich heute niemanden damit störe.
Ich freue mich, daß ich heute aufbleiben kann, so lange ich möchte. Ich bin schon auf die weiteren Geschichten in meinem Buch neugierig.
Später könnte ich noch ein Bild malen ...**

- Rücknahme

Dauer der Übung: maximal 15 Minuten

Ausklang

Liebe Eltern, wenn Sie dieses Buch mit der ganzen Aufmerksamkeit, die Sie Ihrem Kind entgegenbringen, gelesen haben, wissen Sie, daß das Autogene Training Ihnen nicht allein die Gelegenheit bietet, Ihrem Kind in schwierigen Situationen zu helfen; die aufmerksame, einfühlende Hinwendung zu Ihrem Kind und das daraus erwachsende starke beiderseitige Vertrauen wird auch Ihre einmalige Beziehung zueinander vertiefen und Ihnen beiden helfen, sie dauerhaft zu leben.

Mutter und Tochter in Harmonie – auf der Basis von Liebe und Vertrauen

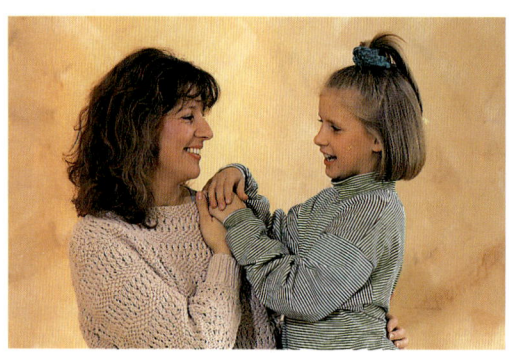

Zum Nachschlagen

Bücher, die weiterhelfen

Calatin, Anne: Kursbuch Eltern – Das hyperaktive Kind. Heyne Verlag, München 1992

Friedrich, Sabine/Friebel, Volker: Entspannung für Kinder. Übungen zur Konzentration und gegen Ängste. Rowohlt Sachbuch 8563, Reinbek 1989

Fuchs, Marianne: Funktionelle Entspannung in der Kinderpsychotherapie. Ernst Reinhard Verlag, München 1985

Müller, Else: Du spürst unter deinen Füßen das Gras. Autogenes Training in Phantasie- und Märchenreisen. Fischer Taschenbuch 3325, Frankfurt 1983

Müller, Else: Auf der Silberlichtstraße des Mondes. Autogenes Training mit Märchen zum Entspannen und Träumen. Fischer Taschenbuch 3363, Frankfurt 1985

Müller, Else: Hilfe gegen Schulstreß. Übungsanleitungen zu Autogenem Training, Atemgymnastik und Meditation für Kinder und Jugendliche. Rowohlt Taschenbuch 7877, Reinbek 1984

Rosival, Vera: Hyperaktivität natürlich behandeln. Gräfe und Unzer Verlag, München 1992

Rozman, Deborah: Mit Kindern meditieren. Fischer Taschenbuch 3383, Frankfurt 1979

Schultz, Johannes H.: Das Autogene Training. Konzentrative Selbstentspannung. Versuch einer klinisch-praktischen Darstellung. Georg Thieme Verlag, Stuttgart 1979

Smithwite, Marguerite: Kinderkunst durch Meditation. Christa Falk Verlag, Planegg 1989

Stellmann, H. Michael/Warner, Wolfgang: Mein Kind – die ersten sieben Jahre. Gräfe und Unzer Verlag, München 1993

Sachregister

Impressum

© 1994 Gräfe und Unzer
Verlag GmbH, München
Alle Rechte vorbehalten.
Nachdruck, auch auszugs-
weise, sowie Verbreitung
durch Film, Funk und
Fernsehen, durch foto-
mechanische Wiedergabe,
Tonträger und Datenver-
arbeitungssysteme jeder
Art nur mit schriftlicher
Genehmigung des Ver-
lages.

Redaktion: Doris Birk
Lektorat: Christine
Majcen-Kohl
Fotograf: Michael Nischke
Herstellung: Monika
Pamp
Layout-Konzept und
Umschlaggestaltung:
Heinz Kraxenberger
DTP-Satz: Typodata,
München
Lithos: PHG, Martinsried
Druck und Bindung:
Schauenburg, Lahr

ISBN 3-7742-1710-6